紫癜效方验案汇编

黄小龙　舒志仁　主编

学苑出版社

图书在版编目（CIP）数据

紫癜效方验案汇编/黄小龙，舒志仁主编 . —北京：学苑出版社，2020. 10

ISBN 978 - 7 - 5077 - 5996 - 9

Ⅰ. ①紫…　Ⅱ. ①黄… ②舒…　Ⅲ. ①紫癜 - 验方 - 汇编

Ⅳ. ①R289. 51

中国版本图书馆 CIP 数据核字（2020）第 166621 号

责任编辑：刘晓蕾　黄小龙

出版发行：学苑出版社

社　　址：北京市丰台区南方庄 2 号院 1 号楼

邮政编码：100079

网　　址：www. book001. com

电子邮箱：xueyuanpress@ 163. com

销售电话：010 - 67601101（销售部）、010 - 67603091（总编室）

印　刷　厂：北京兰星球彩色印刷有限公司

开本尺寸：880 × 1230　1/32

印　　张：5.25

字　　数：121 千字

版　　次：2020 年 10 月第 1 版

印　　次：2020 年 10 月第 1 次印刷

定　　价：39. 00 元

作 者 简 介

　　黄小龙，男，1983 年生，北京中医药大学硕士，学苑出版社医药卫生编辑室主任，曾就职于中国中医药出版社、新浪网和北京医生网。已校注出版《慎柔五书》《医家秘奥》《周易悬象 道德悬解》《黄元御著作十三种》《火神之祖——槐轩医学全书》《火神派医书十一种》《吴佩衡伤寒论讲义》等中医古籍，策划开发了"问道伤寒APP""中医药方案智能知识库"等数字产品。

　　舒志仁，男，1972 年生，湖北省崇阳县人，中医爱好者。

编写说明

　　农民朋友舒志仁先生的孩子（男孩，2010年生）2016年患紫癜，四处求医，疗效不佳，于是自己收集紫癜诊治的资料，自学中医，最终用中药治好了孩子的紫癜。我们并不赞同非专业人员随意用中药来治病，但是舒先生对孩子的爱令人感动。他所收集的紫癜资料，大多是20世纪60到70年代的资料，现在已经很难见到，所以把这些资料汇集成书，对于临床医生具有一定的参考价值。

　　因为过去的时间比较长了，舒先生对孩子的诊疗过程记得不是很清楚了，他是如此回忆的：

　　"二〇一六年阴历十二月二十九，孩子忽然足疼，脚上起红色斑点，不能走路，于是带孩子去医院检查。医生诊断为过敏性紫癜，并说目前此病需用激素才能控制住，并说复发率高，要特别注意忌口，少吃辛辣发物。或有治愈的机会。孩子在医院挂了七天水后，然后就吃医生开的激素和其他消炎抗过敏的丸子。七天后斑点消退，孩子也可以走路了。医生嘱咐多休息，如此吃药三个月后，经查尿和查血，医生说已经好了，无须先前那样忌口了。到了2018年9月间，孩子老师打电话来说孩子脚疼不能走路了。我把孩子背回家，发现他脚上又起了斑点，而且比初发时要多些了，于是又迅速带孩子去医院。医生说是过敏性紫癜复发，要住院，并开了住院单。我拿着住院单走出诊室后，把单子撕掉了，带着儿子回家了。我觉得上

1

次没有断根，这次医院也不会有特别好的方法。我平时就喜欢买点中医药方面的书籍，回家后就翻起了书本，并立即按照诸惜勤医生治紫癜的方子抓了几副药，当晚就煎给小孩喝了。两天后，孩子脚上斑点好像有些增多，但色已变淡。到第三天，斑点由红疹逐渐变淡。我心知药已取效，但还是不放心。第四天便带他去南京儿童医院检查，并把在家中抓的中药也带过去了。去南京后，输了三天液，也是开些消炎抗过敏药。因为先前中药已取效，除挂水外，我没有让孩子吃医生开的药（因为南京儿童医院也开有激素药）。我带着医生开的药就回家了。回家后，孩子继续上学，药还是吃的诸医生的药。当再过一段时间去医院检查时，医生说各项指标已正常了。现在孩子的紫癜一直没有复发，我也常常煎些白茅根与仙鹤草给孩子当茶喝。"

本书所收集资料体例不一，验方、医案混在一起，所以很难确定一个合理的汇编结构。最终将全书分为三篇：上篇紫癜效方，主要内容为治疗紫癜的方剂。中篇紫癜验案，主要内容为治疗紫癜的医案。下篇紫癜诊治研究，主要内容为医生诊治紫癜的方法和思路等经验总结。从原始资料看，有些验方来自民间，有些资料有一定的时代特色，汇编过程中未做修改，个别内容，请读者甄别使用。

国医大师邓铁涛先生曾经说过："中医药学理论的科学就在于能指导临床，在于临床疗效，疗效是中医药的生命线。"但愿本书内容对于临床医生治疗紫癜能有一定的帮助。

黄小龙

2020 年 7 月 23 日于北京

前　言

中医中药，本极神妙，而国人不守国学根源，弃之不用，旁学西医，良可惜也。

2016年底，小儿患紫斑，忽然腿疼，不能行走，求医诊之，医生说：目前此病非激素不能维持，患此症，多有倾家荡产者。闻其言，不禁黯然。我曾带儿子在湖北、湖南、江苏等地求治，或有疗效，未见断根。同时在求治过程中，遍搜有关紫癜资料，而寄望于中医。

书既购来，凡关于紫斑内容者，每有空闲，必细心观阅，因不识医理，只好依病套方而试用。几次下来，紫色瘀斑消失，症状稳定，经尿检等显示，已然安康。因思清人王远，虽不知医，而好抄方书，辑《奇疾方》行世，以利众人。并言：与其坐而待毙，毋宁以此试之。足见仁心。念及此，亦集诸书而汇编之，名曰：紫癜效方验案汇编。

本编汇集了20世纪50年代到21世纪有关于血小板减少性与过敏性紫癜方面的中医资料，其中有著名老中医验案、展览方、个人献方、医院临床验方以及各类中医杂志验方等，可供中医从业人员在临证中择方施用，必然有验。在此，衷心感谢所选诸书编著者及各个出版社的相关工作人员，是各位老师的心血凝聚成了这本小册子，并将所选参考书书名附于文末，并标页码以便查询。

由于时间仓促，在整理过程中难免存在错误、缺点，希望各界同仁指正。

舒志仁

2019 年 3 月 29 日

目 录

上篇　紫癜效方

中篇　紫癜验案

下篇　紫癜诊治研究

上篇

紫癜效方

一、土名医验方7首

过敏性紫癜验方3首

1. 白茅根、仙鹤草各2两，水煎服。

2. 地肤子1两，紫草1两，野菊花1两，仙鹤草1两，水煎服。一般3天即可控制症状。

3. 成人每服生大枣10枚，小儿可服煮大枣并喝汤，一日3次。

血小板减少性紫癜验方3首

1. 猫肉煮，连汤随意吃。

2. 槐花4钱，侧柏叶2钱，大枣2两，水煎服。

3. 羊蹄根鲜者1两、干者5钱，水煎服。

地锦草方

地锦草鲜者2－3两，水煎服，同时将鲜草捣烂外敷出血处。

复兴公社国光大队医疗室付诗景同志用鲜地锦草2两，水煎服，治愈血友病出血 1 例、血小板减少性紫癜 6 例、过敏性紫癜 7 例。

（肥东县卫生科技局．土名医验方选编 ［M］．安徽：肥东县卫生科技局，1972.7：17 – 18.）

二、当代中医必效奇方 9 首

1. 玉屏风散治血小板减少性紫癜
文茂森　四川省巴中市中医院

主治：原发性血小板减少性紫癜。

处方：党参、黄芪、仙鹤草各 30g，白术、防风、当归各 10g。

用法：上药水煎服。兼有血热过甚者，加生地黄 20g，牡丹皮 10g，犀角 1g（研末冲服）；挟有阴虚者，加熟地黄 30g，龟板 15g，知母 12g。

疗效：本组 40 例患者，治愈 35 例。其中 5 例患者配合升高血小板药和免疫抑制剂治愈。服药最多 60 剂，最少 10 剂，治愈率 96.5%。

2. 麻甲汤治血小板减少性紫癜
万时俊　万国栋　江西省乐安县人民医院中医科

主治：原发性血小板减少性紫癜。

处方：生地黄 15g，玄参 10g，牡丹皮 8g，仙鹤草 20g，白及 15g，白茅根、阿胶（烊化）、茜草、升麻各 10g，鳖甲

15g（先煎），紫草 5g，金银花 15g，赤芍、槐花、旱莲草、羊蹄根各 10g，藕节 10 个。

用法：水煎服，每日 1 剂。

疗效：本方对血小板减少性紫癜及多种原因所致发斑疾病均有良效。

[**按**] 该方乃综合《金匮要略》升麻鳖甲汤及《丹溪手镜》的阳毒升麻汤和《中医症状鉴别学》的凉血活血汤组合化裁而成，实为经方奇效。

3. 中药治非血小板减少性紫癜

梁锡宗 山东省青岛市北区医院

主治：非血小板减少性紫癜。

处方：三七粉适量，生地黄炭、槐花、地榆炭各 15g，牡丹皮 10g。

用法：三七粉冲服，每次 3g，每日 2 次，余药水煎服，每日 2 次。

疗效：治疗 50 例，均未用任何西药，效果甚好。

[**按**] 紫癜类型很多，根据中医"异病同治"的方法，均可用三七。

4. 两地汤治血小板减少性紫癜

孙双盾 河北省晋州市医院

主治：原发性血小板减少性紫癜。

处方：熟地黄 60g，麦冬、生地黄、玄参各 30g，山萸肉 20g，白芍、白术各 25g，茜草、紫草各 12g，阿胶（烊化）、地骨皮、炙甘草各 10g，制大黄 3~10g。

用法：水煎服，每日 1 剂。30 天为 1 疗程，10 天查一次血常规。瘀血甚或伴出血性贫血者，加田三七粉 3g 冲服，仙鹤草、鸡血藤各 20g；气虚明显者，加黄芪、党参、淮山药；便血者，加地榆、槐花；月经过多者，加旱莲草、艾叶炭。

疗效：观察 30 例患者。临床治愈 16 例，显效 8 例，有效 4 例，无效 2 例。

[按] 本方由《傅青主女科》的两地汤与陈士铎《辨证录》两止汤合方组成，外加大黄、紫草、茜草构成基本方。实践证明本方效果显著，安全可靠，值得提倡。

5. 大黄饮治血小板减少性紫癜
李优龙 河南省登封市中西医结合医院

主治：原发性血小板减少性紫癜。

处方：土大黄根 150g，鲜茅根 100g，生淮山药 20g，红糖 30g（烊化）。

用法：水煎服，每日 1 剂，早晚 2 次分服，服半个月可休息 2～3 天，然后继续服用半个月，待出血症状完全消失或全身症状明显减轻，经实验室检查血小板回升到 $100 \times 10^9/L$ 以上后仍应坚持服药 2 个月，以巩固疗效。服药期间部分患者可出现不同程度的便溏或腹泻，除个别严重病人可适当减少药物剂量外，一般不需减量，腹泻可自行停止。

疗效：21 例患者，服药 1 个月后出血症状均全部消失，血小板数全部恢复到 $100 \times 10^9/L$ 以上。除 1 例未坚持服完 3 个月不知去向无法追访外，其余均获痊愈。

6. 愈癜汤治血小板减少性紫癜
江培春 姜美兰 朱彤 山东省东阿县人民医院

主治：血小板减少性紫癜。

处方：黄芪5~25g，阿胶（烊化）、花生衣各2~6g，当归3~9g，生地黄炭、仙鹤草各6~15g，云南白药（冲服）0.25~1g，陈皮1~3g。

用法：水煎服，每日1剂。气虚不摄血者，重用黄芪，加党参、白术；外感风热者，合银翘散加减；阴虚火旺者，加知母、黄柏、龟板；血热妄行者，加赤芍、牡丹皮、紫草；血瘀明显者，重用当归，加丹参、桃仁、红花、三七粉；脾肾虚寒者，加附子、肉苁蓉等。

疗效：本组26例患者，皆以治疗1个月为疗效评定标准时限。痊愈（出血症状消失，血小板计数恢复正常范围，停药后追访半年未复发）18例；好转（出血症状消失，血小板计数恢复正常范围，经停药追访，半年后又由其他原因致复发）4例；有效（出血症状消失，血小板计数有所回升或正常，停药后病情复发）2例；无效2例。总有效率92.3%。

7. 中药汤散治血小板减少症

高德法　高瑜　陕西省西安市中医血液病医院

主治：血小板减少症。

处方：黑龙汤：黑豆衣30g，大熟地、黑芝麻各20g，龙葵果、龙眼肉各15g，牛膝、生首乌各10g，大枣5枚。

增红散：石榴皮、鸡血藤、路路通、花椒各等份为末。

用法：黑龙汤水煎服，每日2次。增红散成人每次服1~4g，儿童酌情减量，每日2次，15天为1疗程。每周复查1次血常规，一般3~4个疗程可恢复正常。

疗效：治疗385例，痊愈140例，良效101例，进步121例，无效23例。总有效率为94%。

[**按**] 两方配伍协调，性烈而不猛，寒而不伤胃，排毒净血，增血益气，有升血小板的作用。两方可增强免疫功能，用药过程中未发现毒副作用。

8. 黄土汤治过敏性紫癜

田种升　刘红书　常丽雪　山东省聊城市中医院

主治：过敏性紫癜。

处方：灶心土、仙鹤草、白茅根各 30g，熟地黄、黄芪各 24g，阿胶（烊化）、黄芩炭、炮附子各 12g，炮姜、炙甘草各 15g，党参 15g，三七粉 1.5g（冲）。

用法：水煎服，每日 1 剂。

9. 特效方治过敏性紫癜

董飞侠　内蒙古医学院中蒙医系 301

主治：过敏性紫癜。

处方：乌梅、炙黄芪各 8g，柴胡、虎杖各 6g，防风、五味子、石韦、土茯苓、金樱子各 4g，雷公藤、白花蛇各 7g，甘草 2g。

用法：水煎服，每日 1 剂，早晚分服。①紫斑明显期：血热妄行者，加紫草、生地黄；阴虚火旺者，加阿胶、生地黄、龟板、茜根；气血失摄者，加白术、太子参、杏仁（炒）。②紫斑消退，尿蛋白期：脾虚精泄者，加萆薢、益智仁、茯苓、菖蒲；肾虚精泄者，加熟地黄、山药、山茱萸。

疗效：共治 18 例。一般在 1 周内紫斑消退，尿蛋白显著下降。治愈率高达 96% 以上。

[**按**] 本病在祖国医学中属"肌衄"范畴，现代医学认为是一种变态反应。本方以过敏煎为主加味，可起免疫抑制剂作

用，故有效。

（张俊庭．当代中医必效奇方秘术［M］．北京：中医古藉出版社，1994.1：90－95.）

三、内蒙古验方4首

血小板减少性紫癜

主治：原发性血小板减少性紫癜。

处方：当归、仙鹤草、龙胆草各五钱，阿胶（烊化）、藕节炭、白茅根、杜仲、侧柏叶、地榆炭、熟地黄、首乌、艾叶、三七、黄芩、玄参各三钱。

用法：水煎服，每日1剂。

典型病例：

窦某，女，16岁。阴道不规则出血28天，贫血貌。血红蛋白5.5g/L，红细胞2.15×10^{12}/L，血小板60×10^9/L。出血时2分15秒，凝血时30秒。经骨髓，确诊为原发性血小板减少性紫癜。用青霉素、止血药、醋酸泼尼松片和本方6剂，血红蛋白增加至9.5g/L，血小板升至164×10^9/L，阴道出血停止，住院17天，痊愈出院。

来源：巴盟临河县医院

主治：血小板减少性紫癜。

方药：羊蹄五钱。

用法：水煎用，每日1剂，分2次服。

疗效：治疗 2 例均痊愈。

备注：羊蹄为蓼科植物皱叶酸模，多以根入药。

来源：乌盟凉城县防治院

主治：原发性血小板减少性紫癜。

方药：生地榆、太子参各一两。部分病人加怀牛膝一两。

用法：水煎服，每日 1 剂。

疗效：一般病人在服药后 1 个月即不再有出血倾向，鼻衄、皮肤出血停止，出血点逐渐吸收，2 个月后血小板可逐渐上升。

典型病例：

孙某，女，27 岁。因口腔黏膜、齿龈出血 2 天就医，出血较多，并伴有全身皮肤出血点及紫斑，既往 2 ~ 3 年来常有齿龈出血，经期延长，经量较多。入院体检：除有以上出血现象外，血红蛋白 11.5g/L，白细胞 7.9×10^9/L，分类正常，血小板 2.4×10^{12}/L。骨髓穿刺符合原发性血小板减少性紫癜诊断标准。24 小时血块部分退缩。尿常规：20 ~ 30HP。

入院经服用上药后 3 天齿龈出血停止，一周后皮肤出血停止，出血点及瘀斑逐渐吸收。此后继服中药并用醋酸泼尼松片，第二周末血小板上升至 97×10^9/L，第三周末血小板上升至 237×10^9/L，以后一直保持在正常范围。出院后醋酸泼尼松片已减至每天 5 毫克，继用中药，血小板一直在 100×10^9/L 以上，无出血倾向。

来源：内蒙古医学院附属医院

过敏性紫癜

主治：过敏性紫癜。

方药：红曲茜草紫草枇杷叶各等量。

制法：共研细末。

用法：水煎服，每日3次，每次二钱。

备注：此方为蒙医传统方，蒙文名为"都日本额日德尼"。

来源：锡盟蓝旗那日图地区医院

（内蒙古自治区革命委员会卫生局科技局．中草药新医疗法资料选编［M］．内蒙古：内蒙古自治区革命委员会卫生局科技局，1971.12：174–177.）

四、内蒙古医院验方

过敏性紫癜验方

方名：加减归脾汤

主治：过敏性紫癜：食少，疲倦，或腹隐痛、按之痛减，脉虚，苔白厚，甚者可有腹痛较重，大便潜血等。

处方：党参三钱，茯神三钱，当归三钱，黄芪三钱，酸枣仁三钱，阿胶三钱（烊化），远志三钱，木香二钱，炙甘草二钱，白术三钱。

用法：水煎服，成人每日1剂，早晚服，小儿酌减。

［按］据中医辨证，属于脾不统血者，应用本方效果颇好。

（内蒙古自治医院．中草药验方选编［M］．内蒙古：内蒙古人民出版社，1973.12：33–34.）

五、江苏省苏州市东风人民医院紫斑验方

紫　斑

主治：紫斑

病案：气血素亏，劳累过度，胃气内虚，三焦无根之火，游行于外，下肢发斑，色紫较密，时有牙龈渗血，拟育阴凉血、清热解毒。

处方：细生地黄五钱，当归炭四钱，生白芍五钱，牛角腮五钱，玄参三钱，金银花炭三钱，生甘草一钱，大枣十枚，仙鹤草一两。

[按] 地、归、芍育阴凉营；金银花、甘草清热解毒；仙鹤草能增加血中血钙及血小板的含量，可使血液凝固增强，能增加细胞抵抗力，即对毛细血管出血有抑制作用，能治一切出血证。服药后，紫斑未见减退，牙龈仍有渗血，加阿胶珠三钱，槐花炭三钱，但紫斑症毒显于外，内无里证，大便不秘，不可下，下之则毒从内陷。

（苏州市东风人民医院革委会中西医结合科研小组．临床资料选录 [M]．江苏：苏州市东风人民医院，1971.6：60 - 61.）

六、吉林省吉林市昌邑区医院验方4首

吉林市昌邑区医院中医师高文璞

治愈紫斑症合并关窍大出血症的方剂

潘琴，女，26岁，本市桂林街20号。于1959年4月16日，口腔上腭突起一个血疱，不疼。患者自己刺破后，即满口腔出血肿胀，如猪肝之状。继而全身起大小不等紫斑，口吐紫血，小便流血，头疼昏迷，恶心，饮食不进，在某医院住院治疗，并输血数次无效。4月23日来我所，经诊查，除与上述相同症状外，并现精神昏闷，而唇口紫绀，手足冷，脉沉弱，心音节律不整，收缩期杂音著，已呈濒死之状。为了挽救病人，曾连治3日，服药4剂，尚无好转，遂加大剂量治疗，速服7剂，终于治愈。并没有后遗症，兹将所用方剂分别列出如下。

第一方：山栀、知母、柴胡、半夏、竹茹、川连各二钱，犀角、人参、甘草各一钱，玄参三钱，石膏一两，生地黄五钱，水煎服。服后精神稍好转，略能饮水，流血减少，面色由紫转现暗黄，舌现白苔，余症同前。

第二方：山栀、犀角、知母、柴胡、人参、竹茹、川连、连翘、菊花各二钱，玄参、半夏、生地黄各三钱，石膏一两，甘草一钱，金银花一两，水煎服。外以石膏一两，细辛五钱，共为末，温水调敷头部。服此方药后，症状逐减，口腔黏膜呈现浅白色，大便六日未通，又失血过多，依第二方又加当归五钱，服之，药尽血止，余症减轻，仍遗大便不通，全身疲软，不思饮食。

第三方：人参二钱，方苓、山栀、玄参、当归、半夏各三钱，白术、川连、犀角、大召、知母各二钱，生地黄四钱，金银花五钱，甘草一钱，川连一钱，水煎服。服后略能进食，紫斑褪色，为生津液，又依上方加寸冬三钱。复诊时，患者已能运动，食欲增加，大便日1行，尚遗头晕发热，心悸气短，无力症状，依第三方，又投1剂，服完热退，余症减，但未痊愈。

第四方：犀角钱半，山栀二钱，火召、当归、方苓、生地黄、半夏、白术、橘红各二钱，金银花三钱，玄参三钱，甘草一钱，水煎服。后痊愈。

［按］以上是由4月25日至5月5日，共11日，服药7剂，病得痊愈。

备注：①方苓？是否云苓；②大召？③火召？

七、辽宁省铁岭市验方2首

1. 药物：大枣二两，茜草一两，红糖一两。

用法：水煎服。

2. 药物：透草骨一两，杨梅五钱，红草薢四钱，地牡丹三钱，生藤三钱，追风箭二钱，防风四钱。

用法：泡酒一斤半，日服3次，每次5毫升。

禁忌：鱼、羊、牛、豆类食物。

（铁岭专区卫生局．中草药单验方汇集［M］．辽宁：铁岭专区卫生局，1970.6：140－141.）

八、云南省卫生局验方

配方：茜草五钱，大枣二两，红糖一两。

用法：水煎服，每日 1 剂，日服 3 次。

主治：血管性紫癜。

来源：昆明市。

备注：茜草，茜草科，茜草属。

（云南省卫生局革委会．中草药展览资料选编第二集
[M]．云南：云南省卫生局革委会，1971.2：104.）

九、贵州省天柱县医院验方

过敏性出血性紫斑、过敏性黏膜水肿

主治：过敏性出血性紫斑、过敏性黏膜水肿。

处方：大枣 4~8 两，甘草 2~4 两。

用法：水煎服，每日 3 次，服第 3 次时连枣肉吃下。

疗效：经治 81 例，效果良好。

来源：天柱县医院。

（贵州省中草药新医疗法展览会．贵州省中草药新医疗法
展览资料选编 [M]．贵州：贵州省中草药新医疗法展览，
1972.6：192－193.）

十、北京中医研究院验方2首

过敏性紫癜

1. 处方：生大枣三十枚。

用法：每次嚼服十枚，日服3次。

疗效：治愈6例，6天痊愈。

2. 处方：生地黄六钱，当归二钱，丹参三钱，鳖甲八钱（先煎），阿胶三钱（烊化），升麻一钱。

用法：水煎服，阿胶。日服3次，每日1剂。

[按] 如见出血，丹参炒炭用，并可加仙鹤草五钱至一两。紫癜甚者，加大青叶五钱至一两。

来源：北京中医研究院

（内江地区革命委员会民卫局.中草药单验方选编 [M].四川：内江地区革命委员会民卫局，1971.2：241－242.）

十一、湖南省中草药验方3首

血小板减少性紫癜

方一

处方：田边菊四两，半边莲四两。

用法：水煎服，每日 1 剂，2 次分服。

方二

处方：牛腿骨。

用法：取鲜牛腿骨一肢，最好不用病牛骨，不加油、盐，炖汤喝，一般作 2 天服完。

疗效：郴州地区人民医院廖某患血小板减少性紫癜，曾久治少效。血小板最低时只有 $30 \times 10^9/L$，出血点遍及全身，食欲减退，不能工作。经服上方后，出血点逐渐消失，食欲增强，血小板上升至 $140 \times 10^9/L$。

（湖南省中医药研究所革委会. 湖南中草药单方验方选编一集 ［M］. 湖南：湖南人民出版社，1970.7：145 - 146.）

血小板减少性紫癜

处方：鲜马尾松针二两，鲜茅根藕节各一两，仙鹤草五钱

用法：水煎服，每日 1 剂分 2 ~ 3 次服完。服药时间可延长至症状全消后 1 周以上。

疗效：治疗 10 例，在治疗 5 - 7 天后出血倾向停止，紫癜逐步吸收，全部病例均有较好的效果。

典型病例：刘某，女，15 岁。因鼻衄及全身出现瘀斑 4 月余，于 1972 年 9 月 28 日入院。入院检查：患者呈慢性病容，贫血，无黄疸，全身散在大小不等的瘀斑，心肺正常，肝肿大在肋下 1 指，脾肿大在肋下 2 指。

血常规：血红蛋白 3.5g，红细胞 $2.4 \times 10^{12}/L$。白细胞 $8.2 \times 10^9/L$，中性粒细胞比率 85%、淋巴细胞比率 15%，血小板 $36 \times 10^9/L$。

骨髓检查：符合血小板减少性紫癜诊断标准。入院后经各

种止血药物和大量激素治疗（口服、静脉滴注）及反复多次输血，症状未能控制，出血倾向严重，特别是鼻衄及口腔出血较突出。患者处于半昏迷状态，全身情况亦渐衰竭，乃停用原有治疗，改用上述中草药内服，两天后活动出血停止，1周后出血倾向明显改善，先后服药1个月，紫癜完全消失，血红蛋白上升到12g，血小板上升到 $78 \times 10^9/L$，临床治愈出院。

来源：常德地区人民医院

（湖南省中医药研究所革委会. 湖南中草药单方验方选编二集［M］. 湖南：湖南人民出版社，1973.8：80 - 81.）

十二、江苏省苏州市验方3首

出血性紫癜

药物：地锦草二两，山藿香一两，丹参五钱，地骨皮一两，仙鹤草一两。

用法：水煎服，每日1剂。

疗效：共治疗6例，全部治愈。例如杜某，女，19岁，越溪公社，1970年1月29日来诊。主诉曾诊断为过敏性紫癜，服用"695"后，症状好转，血小板 $150 \times 10^9/L$，1970年1月31日复查血小板 $230 \times 10^9/L$。1970年1月22日开始出现新的出血点，血小板 $100 \times 10^9/L$，服用复方路通片、叶酸、盐酸异丙嗪、醋酸泼尼松片等药，出血点越来越多，拒绝骨髓穿刺，来本站治疗。服上方18剂，出血点全部消失，血小板 $125 \times 10^9/L$，月前随访，未曾复发。

来源：工农兵服务站

药物：地肤子一两，野菊花一两，紫草一两，仙鹤草一两

用法：水煎服，每日1剂。

疗效：患者韩某，女，31岁，工人，住院号：72790。下肢密布细小出血点，双上肢少许出血点，并伴有腹痛，大便潜血阳性，血小板$104 \times 10^9/L$，诊断过敏性紫癜。经用上药治疗3天后，下肢紫癜逐渐消退，腹痛缓解，大便潜血转为阴性，续服中草药共7天，痊愈出院，随访一月未复发。

来源：延安医院

药物：大枣二两

用法：每日煎汤内服。

来源：红旗医院

（江苏省苏州市文化教育卫生革委会．中草药、单方、验方汇编［M］．江苏：中草药新医疗法展览会，1970.7：7 - 9.）

十三、浙江余姚双河公社卫生所验方

血小板减少性紫癜

处方：白茅根半斤。

主治：血小板减少性紫癜。

用法：水煎服，一次服。

典型病例：

鲁某，女，21岁，余姚双河公社东升大队人。发病3天，全身各部遍布紫斑，凡黏膜都出血，口吐大块瘀血。饮食不进，呼吸困难，伴有间断性昏迷，经县人民医院确诊为血小板减少性紫癜，无法医治，需转上海、北京等大医院试治。当地"赤脚医生"与革命医务人员密切配合，选用白茅根大剂量煎服。经服此药10天后，斑块全退，出血已止。以后用大枣汤调养精神，气色好转，已能参加一些劳动。

来源：余姚双河公社卫生所

（浙江省科学技术局情报研究所.中草药单方验方选编［M］.浙江：浙江省革命委员会生产指挥组，1971.2：74 - 75.）

十四、福建省龙岩县白沙公社营边大队合作医疗站验方

主治：紫癜。

方药：茜草根五钱至一两。

用法：水煎服，每日1剂。

疗效：治疗5例；一般3剂治愈。

病例：某某，女。紫斑，牙龈出血，夏天常流鼻血，服上方3剂愈，再服2剂巩固。

来源：龙岩县白沙公社营边大队合作医疗站

（福建省龙岩地区革委会卫生局.闽西中西医结合资料选编第二集［M］.福建：福建省龙岩地区革委会卫生局，1971.8：113 - 114.）

十五、山东惠民地区验方4首

过敏性紫癜

方一：藕片、白茅根各一两，白及粉五钱

用法：将前二味煎去渣，冲白及粉，每日1剂。

方二：连翘壳一两，丹参三钱

用法：水煎服，每日1剂，半月一疗程。

方三：生花生米四个，熟大枣二枚（去核）

用法：共捣成泥状，一次服完，枣汤送下，日服4次。

方四：麻黄、杏仁、甘草各三钱，薏苡仁五钱

用法：水煎服，微出汗。

（山东省惠民地区革命委员会卫生局．中草药验方选编
[M]．山东：山东省惠民地区革命委员会卫生局，1970.10：
70 – 71.）

十六、浙江金华地区验方

血小板减少性紫癜

羊蹄9g，煎成500毫升，每日2次，口服。治15例，除
1例入院后8小时死亡外，其余均愈。

（金华地区卫生学校中草药教研组．中草药单验方选编［M］．浙江：金华地区医疗卫生科技情报站，1976.6：31.）

十七、三二二八部队验方 3 首

1. 血热型：出血兼见面红，口干，舌尖红等热象者，治宜清热凉血。

第一方：槐花一两，生地黄一两，鲜茅根一两，大蓟、小蓟各一两，侧柏叶五钱，牡丹皮三钱。

第二方：犀角二钱（或牛角四钱），生地黄五钱，赤芍三钱，牡丹皮二钱，槐花二钱，鲜茅根三钱，大枣十枚，煎服。

2. 气虚型：出血兼见头晕，眼花等虚象者，治宜补气摄血。

处方：黄芪一两，当归五钱，龙眼肉五钱，五味子五线，大枣十枚，黑豆一两。

（中国人民解放军三二二八部队卫生队．中草药验方汇编［M］．北京：中国人民解放军三二二八部队卫生队，1970.2：60.）

十八、四OO八部队验方 2 首

过敏性紫癜

处方：大麦二两，大枣五枚。

用法：水煎服，每日 1 剂，日服 1 次。

出血性紫癜

处方：大枣。

用法：将大枣放在锅内蒸熟，装瓶备用，每日 3 次，每次服 7 枚，7 天为一疗程，连服三个疗程。

（中国人民解放军四 00 八部队后勤卫生处. 中草药单验方汇编 ［M］. 北京：中国人民解放军四 00 八部队后勤卫生处翻印，1970. 2：21.）

十九、全国医药期刊验方 7 首

血小板减少性紫癜

1. 方药：鸡血藤 100g，栀子、升麻各 9g，鸡蛋 1 个。

用法：先用水煎中药，然后鸡蛋清冲服，每日 1 剂。

典型病例：

男，9 岁。四肢发现皮下出血已 2 个月。诊见：面色苍白，身困乏力，四肢满布点片状出血点，两鼻孔出血。血常规：血小板 $50 \times 10^9/L$。诊断为血小板减少性紫癜。用上方治疗，同时服用醋酸泼尼松片 5 毫克，每日 3 次，服药 3 剂，鼻衄停止，皮下未见新的出血点。再服 3 剂，血小板升高至 $70 \times 10^9/L$。连续服药 12 剂，皮下出血点消散，血小板升高至 $123 \times 10^9/L$，病愈。

来源：《中医教学》1976 年第 2 期。

2. 方药：鸡血藤、松麟根、筛箕根、五指牛奶根、勒儿根、金樱根各 30g。

用法：上药均为干根。每日 1 剂，水煎 3 小时浓缩至 1 碗，口服。小儿减半。本药味苦涩，有人服后略有恶心，可加大枣 15g，或龙眼肉 15g 同煎服。若出血症状较重，可加紫珠根 15g，或仙鹤草 15g。

疗效：治疗 7 例，对提高血小板，改善症状均有较好的效果。

来源：《广西卫生》1974 年第 5 期。

3. 方药：黑芝麻 30g（捣碎），鸡蛋 2 个（去壳）。

用法：加适量白糖或少许食盐，同煮熟，分 2 次服。每日 1 剂，连服 10 天。

来源：《广西中医药》1978 年第 4 期。

4. 方药：肿节风片。

用法：成人每次 6 片，每日 3 次，小儿酌减，急性出血明显者，每日 4 次。

疗效：治疗 26 例，7～15 天紫癜消失。随访半年以上 21 例，3 个月以上 5 例，均未见复发。

来源：《中医杂志》1980 年第 12 期。

5. 方药：炙甘草、黄精、茯苓、生薏苡仁、白茅根各 30g，当归 18g，黄芪、淫羊藿、生地黄、泽泻各 15g，小蓟、茜草各 10g。

用法：将上药煎至浓缩，每瓶 200 毫升（含上方 4 剂量），每服 25 毫升，日服 2 次。

疗效：治疗 9 例，自觉症状有明显改善，鼻衄、齿龈渗血、口腔黏膜出血、皮肤出血点及紫癜消失者 5 例；减轻者 3 例；1 例有口干、舌燥、五心烦热等阴虚血热症状的患者服药后其症状有所改善，出血现象有所减轻，但不明显。9 例患者治疗后血小板平均值为 $111.4 \times 10^9/L$，比治疗前升高 $54 \pm 9.3 \times 10^9/L$，$p < 0.01$。

来源：《中医杂志》1984 年第 6 期。

6. 方药：黄芪 30g，党参、黄精、首乌、白术、旱莲草、阿胶、酸枣仁、远志、枳壳各 20g，麦芽 15g，广木香、砂仁（后下）各 6g。另红参 10~20g，泡水当茶喝。

用法：水煎服，每日 1 剂。

疗效：治疗 24 例，治疗前血小板计数最低为 $38 \times 10^9/L$，最高为 $564 \times 10^9/L$，平均为 $57.6 \times 10^9/L$。治疗后血小板最低为 $94 \times 10^9/L$，最高为 $170 \times 10^9/L$，平均为 $122.5 \times 10^9/L$。紫癜均消失，关节红肿、饮食不佳、失眠多梦、乏力、月经量多、牙龈出血、头晕头痛等症状均有不同程度改善或消失。一般服 10~15 剂即可获满意效果。

来源：《湖北中医杂志》1982 年第 2 期。

非血小板减少性紫癜

方药：生大枣 500~1000g。

用法：生大枣洗净后内服，每天吃 3 次，每次 10 枚，至紫癜消退后再继续服数天。

疗效：本方治疗 6 例非血小板减少性紫癜（仅有 1 例同服维生素 C、维生素 K、盐酸苯海拉明）全部治愈。紫癜消退时间，2 天 1 例，3 天 3 例，7 天 2 例，平均 4 天。

来源：《上海中医药杂志》1962 年 4 月。

（刘坚，杨福耀. 全国医药期刊验方精选 ［M］. 广西：广西科学技术出版社，1991.3：81 –83.）

二十、全国各医院临床验方十二首

紫 癜

1. 处方：金银花、蒲公英、紫花地丁各15g，土茯苓30g，白藓皮、地肤子、萆薢各12g，丹参、赤芍、蝉蜕、防风、泽泻各9g，白芷、生甘草各6g

用法：水煎服，每日1剂，早晚各服1次。

疗效：用上方治疗过敏性紫癜患者9例，一般4~6剂即可见效。经治后皮肤紫癜全部消退，半月内无复发者8例；皮肤紫癜大部消退、偶有极少数出血点者1例。

来源：中医研究院西苑医院血液病研究室姚宝森整理载《中医杂志》1980.4。

2. 处方：黑芝麻30g（捣碎），鸡蛋2个（去壳），白糖适量，食盐少许

用法：上物同煮熟，分2次服，每日1剂，连服10天。黑芝麻有润燥滑肠作用，久服大便溏薄，可适当应用健脾益气之剂进行调理。

疗效：用上方治疗血小板减少性紫癜患者5例，效果满意。

来源：广西玉林镇东风街卫生所唐忠雄载《广西中医药》1978.4。

3. 处方：羊蹄根60g，商陆15g，黄连9g，紫草9g，生地黄30g，金银花15g，血余炭9g

用法：水煎服，每日 1 剂，三餐饭前服。食欲不振加麦冬 9g，建神曲 9g，麦芽 9g。病情严重者，可加服六神丸，每日 30 粒。5 天为一个疗程，每疗程要检查血小板的变化情况。小儿用量酌减。

疗效：用上方治疗血小板减少性紫癜患者 78 例，痊愈 76 例，死亡 2 例。曾随访部分病例，未见复发。

来源：湖北襄阳县卫生防疫站载《湖北卫生》1973.5。

4. 处方：黄鼠狼粉

用法：取民间保存 2 年以上阴干的黄鼠狼切块，用阴阳瓦烘干，碾成粉状。每次服 3g，每日 3 次。小儿酌减。2～3 周为 1 疗程。一般 2 周后血小板明显上升，再巩固 1～2 周即可停药。

疗效：用上药治疗原发性血小板减少性紫癜患者 6 例，最多服黄鼠狼 5 只，一般服 3～4 只，全部治愈。

来源：中国人民解放军 768 野战医院三所载《新医学》1977.1。

（晋襄.临床验方集锦一集 ［M］.福建：福建科学技术出版社，1981：47.）

紫　癜

1. 处方：藕节 30g，旱莲草 20g，黄芪 20g，大枣 20g，生地黄 15g，熟地黄 15g，党参 15g，鱼膘胶珠 15g，当归 10g

用法：水煎服，每日 1 剂。服药时间可延长至症状消失后一周以上。

疗效：用上方治疗原发性血小板减少性紫癜患者 26 例，显效 11 例，有效 12 例，进步 2 例，无效 1 例。血小板从治疗前的平均 $53.6 \times 10^9/L$ 上升到治疗后的平均 $124 \times 10^9/L$。

来源：湖南省桃源县陈市镇医院粟长远载《湖北中医杂志》1984.1。

2. 处方：大鹿含草 100g，还阳参 100g，丹参 50g。

用法：上药洗净晒干，共研为细末，每次 10g，配鲜猪肝或猪瘦肉 1 两，剁细，再加入白蜜 1 茶匙，加水半小碗，隔锅蒸熟后服用。每日 1 次或间日 1 次，10 次为一个疗程。用上方同时还可结合服用滋阴、益气、养血、清热、活血祛瘀之类中药汤剂，以增进疗效。

疗效：用上方治疗血小板减少性紫癜患者 44 例，痊愈 31 例，疗程最长者服药 16 个疗程，最短者 2 个疗程。有效 13 例，但效果不巩固。

来源：云南省曲靖县环城卫生院赵宏逵载《新中医》1983.12。

备注：大鹿含草，学名 Seneclo nudi Caulis Buch Ham，为菊科植物紫贝天葵草，别名紫贝鹿含草、紫贝鹿衔草、天青地红、反背红、野青菜。

还阳参，学名 Crepis elong–ata（ran）Bade，为菊科植物长茎还阳参。别名竹叶青、万丈深、天竺参、奶浆柴胡、有叶无花参。

3. 处方：墓头回鲜品连根茎 200～250g。

用法：上药水煎频服，每日 1 剂。

疗效：用上方治疗小儿特发性血小板减少性紫癜患者 2 例，均于服药 3 个多月后全身紫斑消退，随访 1～5 年未见复发。

来源：甘肃省庆阳地区中医院宋奇英载《中医杂志》1983.12。

备注：墓头回，又名墓头灰、箭头风、脚汗草、刀尖药，为败酱科植物异叶败酱（Patrinia heterophylla Bge）或糙叶败酱（Patrinia scabra Bge）的根

4. 处方：生地黄 30g，炒侧柏叶 30g，紫苏 15g，牡丹皮 10g，紫草 10g，甘草 6g，大枣 7 枚。

用法：水煎服，每日 1 剂。气虚者，加黄芪、桔梗、升麻；阴虚者，加丹参、玄参、鳖甲；兼见舌苔厚腻、腿踝部肿胀及下肢出血溃烂者，加黄柏、苍术。

疗效：用上方治疗过敏性紫癜患者 8 例，均于治疗两周后紫癜消失，继续服药 3～5 剂巩固疗效。6 例近期随访，无复发及不良反应。

来源：河南省嵩县东村公社卫生院王明武载《新医学》1983.9。

（晋襄. 临床验方集锦二集 ［M］. 福建：福建科学技术出版社，1984：34.）

紫　癜

1. 处方：牡丹皮 10g，丹参 30g，桃仁 10g，红花 12g，当归 15g，虎杖 30g，黄芪 30g，甘草 10～15g

用法：水煎服，每日 1 剂，分 2 次服。咽部红肿煮加金银花 30g，连翘 12g。

疗效：用上方治疗过敏性紫癜患者 12 例，临床治愈 9 例，显效 2 例，中途停治 1 例。服药少者 11 剂，多者 40 剂，平均 18 剂。有的辅以维生素 C。治疗过程中未见任何副作用。

来源：中国人民解放军 145 医院中医科　王钦山　载《中医杂志》1981.9。

2. 处方：甘草 25～30g。

用法：每日 1 剂，水煎分 3 次服。

疗效：用上方治疗原发性血小板减少性紫癜患者 8 例，显效 3 例，有效 4 例，进步 1 例。服药时间为 1～10 周，多数为 2～3 周。停药后若复发，可再继续服药。服药期间有 4 例出现水肿，3 例出现高血压，均于停药后消失；1 例出现低血钾，停药与补钾后恢复。

来源：辽宁省辽阳市第一人民医院　马重麟　载《中华内科杂志》1981.12。

3. 处方：仙鹤草根 100g，大枣 50～100g，牡蛎 10g，甘草 10g，连翘 10g，丹参 10g。

用法：水煎服，每日 1 剂，分 2 次服。

疗效：用上方治疗血小板减少性紫癜患者 22 例，一般服药 5 剂之后，临床症状改善，血小板均有升高。10 剂后，血小板上升至 $100～150×10^9/L$ 者 12 例，上升至 $150×10^9/L$ 以上者 10 例。

来源：安徽省肖县人民医院内科　沙炳义　载《辽宁中级医刊》1980.1。

4. 处方：生地黄 30g，桑白皮 30g，白茅根 30g，土大黄 15g，党参 10g。

用法：水煎服，每日 1 剂，分 2 次服。出血不止者，加三七粉、童便、仙鹤草；热甚者，加大青叶、牡丹皮；气虚明显者，加大党参用量，并酌加黄芪、升麻。

疗效：用上方治疗原发性血小板减少性紫癜患者 9 例，出血停止、出血点或紫癜消失，血小板升至 $100×10^9/L$ 以上者 5 例；出血停止、出血点或紫癜消失，血小板升至 $80×10^9/L$ 者 2 例；出血点、紫癜基本消失，血小板有所提升，但不到 $80×10^9/L$ 者 2 例。

来源：河北省迁西县医院　王守信　载《河南中医》

1982.4。

（晋襄．临床验方集锦三集 ［M］．福建：福建科学技术出版社，1987：42.）

二十一、吴味雪献方

紫癜病（一方）

处方：升麻一钱，鳖甲六钱（先煎），玄参六钱，仙鹤草八钱，阿胶三钱（烊化）

过敏性紫癜，加芋环干（芋头茎）一两，凌霄花三钱。出血多、病势剧，均配合犀角地黄汤；病势轻后，配合归脾丸或六味丸服之。

主治：紫癜病（血小板减少性紫癜）皮肤瘀斑或合并内脏出血者。

用法：生药作煎剂，每日2次。紫癜消退后仍继续服药至痊愈，忌食鸡鱼类。

献方人：吴味雪（福建省）

（北京中医学院．验方秘方 ［M］．北京：人民卫生出版社，1959.6：13.）

二十二、苗丰佃方

过敏性紫癜

主治：过敏性紫癜。

处方：鲜侧柏叶二两。

加减：病情严重，便血、尿血、吐血者，加生地黄五钱、赤芍三钱、牡丹皮三钱。

制法：放入暖水瓶内灌满开水，泡两个小时备用。

用法与用量：每次几口，当茶频频饮服。

疗效：用本方治疗 21 例，均在半月左右痊愈。

[**按**] 侧柏叶苦涩微寒，能凉血止血，实验证明能缩短出血和凝血时间，生用效果较好。

来源：山东省中医研究班苗丰佃

（山东省第一期中医研究班．验方选编［M］．山东：山东省第一期中医研究班，1977.8：49–50.）

中篇

紫癜验案

一、赵炳南案

过敏性紫癜（一例）

孙某海，男，12 岁，初诊日期 1971 年 7 月 23 日。（简易病历）

主诉：双下肢起紫红点，不痛不痒已月余。

现病史：患者于 1 个月前突然发现双下肢有大小不等的密集紫红点，不痛不痒，按之不褪色，未引起注意，以后逐渐增多。曾到某医院就诊，诊断为过敏性紫癜。食欲尚好，二便正常，自觉口渴。

查体：双下肢伸侧面皮肤有散在针尖至榆钱样大的紫红色斑疹，压之不褪色，皮损稍高出皮面，表面光滑，未见苔癣样改变。

实验室检查：血小板 $178 \times 10^9/L$。

脉象：沉细数。

舌苔：苔黄白，舌尖红。

西医诊断：过敏性紫癜。

中医辨证：血热烁灼脉络，迫血妄行。

立法：清热凉血活血，解毒消斑，兼以养阴。

处方：凉血五根汤加减。

白茅根一两，瓜蒌根五钱，板蓝根三钱，茜草根三钱，紫草根二钱，干生地黄五钱，玄参三钱，石斛五钱，生槐花五钱，牡丹皮三钱，地榆二钱

8月3日服上方4剂后，紫斑全部消退，遗有色素沉着斑。继服前方，一周内未见新的出血点。8月14日为巩固疗效继服养阴清肺膏、加味逍遥丸以养阴和血，防止复发。

[按] 关于紫癜，在祖国医学中记述的比较分散，因而找不出一个比较恰当的中医病名。根据赵老的经验，紫癜应属于《医宗金鉴·外科心法要诀》中"血风疮"和"葡萄疫"的范畴。从其临床特点来看，又可分为阴斑、阳斑两大类。过敏性紫癜，偏于血热妄行，属于阳斑；血小板减少性紫癜，多为正虚脾不统血，血不归经，偏于血虚，属于阴斑。前者应以清热凉血活血、解毒为主；后者应以健脾养血、凉血、活血化瘀为主。

过敏性紫癜，多因血热壅盛兼感风邪，风热与血热相搏，壅盛聚毒，迫血妄行，以致血溢脉络，瘀滞凝聚而发斑。因其骤然发病，发无定处，稍隆出皮面，有轻度瘙痒，均反映了风善行而数变和血热壅盛的特点。就本例而言，始于1个多月以前，突然发现双下肢出现大小不等的密集紫斑，按之不褪色。赵老惯用经验方凉血五根汤进行加减。方中白茅根、板蓝根、瓜蒌根、生槐花、地榆清热，解血中之毒而凉血；茜草根、紫草根、牡丹皮凉血活血，化瘀消斑。其中地榆酸苦微寒，性沉寒入下焦。对于血热证，赵老经常讲："热不除则血不止，热既清则血自安。"地榆既能清降，又能固涩，但是清而不泄，涩而不滞，为凉血止血之要药，特别是下肢的紫斑，赵老经常加减使用。紫草根能凉血活血，凉血而不滞，活血而不散，又

能补中益气，对于紫癜虚证、实证均能应用。紫草嫩茎称紫草
茸，凉血解毒，多制成紫草茸油外用。

本例病期一个多月，自觉口渴，脉象沉细数，已有伤阴之
象，故又用生地黄、玄参、石斛而养阴清热凉血，既助正气，
又达凉血止血之功。

紫癜性色素性苔藓样皮炎（二例）

【例一】王某，男，28 岁，住院号：21085，入院日期
1962 年 4 月 15 日，会诊日期 1962 年 4 月 26 日。

主诉：双侧小腿出现紫红色斑 1 年余。

现病史：去年六月中旬，于两小腿伸侧发生斑片状鲜红色
充血性聚集性小丘疹，痒轻，指压不褪色，数日后皮疹变为暗
红色，并逐渐扩散融合，顶端附有白色鳞屑，漫延至大腿伸侧
及腰部、胸部和上肢，剧烈瘙痒。三月上旬经某医学院诊为紫
癜性色素性苔藓样皮炎，内服醋酸泼尼松片，皮疹大部消退。
但停药后，周身皮疹复发，逐渐加重。

查体：体温 36.8℃，脉搏 82 次/分，血压 126/96mmHg。
头部、口腔、表浅淋巴结、心、肺、肝、脾未见异常。全身广
泛充血，弥漫粟粒大鲜红色丘疹，互相融合，指压不褪色，四
肢及腰部皮疹表面附着白色鳞屑，周围浸润明显，掌跖部可见
紫癜样隆起之丘疹。

实验室检查：凝血酶原时间 12 秒，嗜酸性粒细胞绝对值
0.528×10^9/L，血小板 132×10^9/L，出血时间 1 分 30 秒，凝
血时间 3 分，血沉第 1 小时 1 毫米，胆固醇 178 毫克，血浆总
蛋白 6.8g/L，白蛋白 4.4g/L，球蛋白 2.4g/L，白细胞 6.05 ×
10^9/L，中性粒细胞 60%，嗜酸性粒细胞 6%，淋巴细胞 32%，
单核细胞 2%，红细胞 5.63×10^{12}/L，肝功及肾功、尿便常规

均属正常范围。

脉象：弦滑有力。

舌象：舌苔薄白有齿痕。

西医诊断：紫癜性色素性苔藓样皮疹。

中医辨证：血热受风（血风疮）。

立法：清热凉血，活血散风。

处方：草红花三钱，干生地黄一两，大熟地五钱，赤白芍各三钱，地肤子五钱，天冬三钱，麦冬三钱，生白术五钱，生枳壳三钱，全当归三钱，茜草根三钱，浮萍二钱，生甘草五钱，桃仁三钱。

5月1日再诊，近日来服中药后，皮损潮红减轻，躯干、上肢鳞屑性皮疹剥脱，余散在出血点，痒感减轻。5月3日，胸、背、上肢皮疹大部消退，全身性充血消退。脉弦滑有力，苔白。按上方加减：

处方：草红花三钱，桃仁三钱，干生地黄一两，茜草根四钱，板蓝根四钱，紫草三钱，生槐花五钱，赤芍四钱，粉丹皮四钱，香白芷一钱半，地肤子五钱，苏木一钱，生甘草三钱。

外用：云苓粉二两，寒水石粉三钱，冰片粉一钱，鲜芦荟二两，蘸药外搽。

5月13日，躯干、四肢紫癜性皮疹皆消退，嘱服二妙丸三钱，每日1次；犀黄丸二钱，每日1次。

5月17日，腹部、双下肢皮肤微红，瘙痒，上半身潮红已退，脉弦滑，舌苔正常。

处方：干生地黄一两，大熟地五钱，蛇床子三钱，地肤子五钱，白藓皮五钱，威灵仙三钱，炒栀子四钱，炒枳壳三钱，炒黄柏四钱，炒槐花四钱，粉丹皮四钱，草红花三钱，炙甘草五钱。

5 月 24 日，服中药 1 剂后瘙痒减轻，腹部及下肢充血、潮红好转，基本痊愈。

5 月 30 日，内服逍遥丸三钱，每日 1 次；犀黄丸二钱，开水浸 20 分钟，每日 1 次。外用苍耳秧、楮桃叶各半斤，煮水洗浴，以巩固疗效。

【例二】毛某，男，26 岁，住院号：347312，1964 年 11 月 3 日入院。

主诉：四肢皮肤起小红点，瘙痒，已月余。

现病史：住院前 1 个多月，发现双足背有密集小红点，不痛不痒，未加注意。半月后，又觉双下肢皮肤发痒，日渐加剧，同时发现与足背部相同之集簇性小红点，按之不褪色，很快双上肢亦有同样红疹出现。即去某医院治疗，初步印象为紫癜，服苯海拉明、维生素 C、路丁，外用炉甘石洗剂，未效。又大量服用钙片及食用大枣，仍不见好转。即来本院门诊，服用清热凉血之剂，另用金银花、苦参、黄柏煎水外洗，治疗半月，仍不好转，此时皮肤瘙痒难忍，故收住院治疗。

查体：一般情况良好，体质较瘦弱，咽扁桃体轻度肿大、充血，左下第四齿因龋齿而缺损。双手可触及蚕豆大淋巴结四五个，无压痛。左上肢伸侧面及腰臀以下皮肤呈弥漫性针尖至米粒大的暗红色斑疹，压之不褪色，表面粗糙，有少量细白鳞屑，呈轻度苔藓样变化，双下肢伸侧皮疹有的融合成片，其中掺杂有少数鲜红色针尖大斑疹。

实验室检查：尿便常规及肝肾功能均属正常范围。血红蛋白 14.04g/L，红细胞 4.68×10^{12}/L，白细胞 7.4×10^{9}/L，中性粒细胞 0.64，淋巴细胞 0.34，单核细胞 0.02，血小板 151×10^{9}/L。出血时间 5 分 30 秒，凝血时间 1 分。

皮肤病理检查：皮肤组织表皮角化过度，表皮嵴形成乳头样，间杂少部分表皮轻度萎缩。在部分表皮细胞间有少量红细胞渗出及淋巴细胞浸润。真皮浅层血管未见改变，但其周围有少数淋巴细胞浸润。

脉象：弦细。

舌苔：苔薄白，舌质红。

西医诊断：紫癜性色素性苔藓样皮炎。

中医辨证：血虚血热，热伤血络而外溢。

立法：养血凉血，活血化斑。

处方：全当归五钱，赤白芍各三钱，牡丹皮三钱，干生地黄五钱，川芎钱半，黄柏五钱，鸡血藤四钱，丝瓜络三钱，橘络二钱，木瓜二钱，川牛膝三钱。

上方连服 6 剂，双下肢瘙痒明显减轻，出血性皮疹颜色转淡。全身情况尚好，只觉午后身有烦热，自汗，偶觉心悸，两脉弦细，舌苔薄白，为阳虚不能固表之证。故在原方中加黄芪一两，连服 5 剂。身热解，自汗止，皮肤瘙痒基本消失，出血性皮疹完全消退，遗留黄褐色色素沉着斑，皮肤表面粗糙，仍有轻度苔藓化。再外用无刺激性油膏润泽皮肤（凡士林、羊毛脂），很快皮肤光滑润泽，恢复正常。服药共 11 剂，病情巩固，治愈出院。

[按]本病相当于祖国医学的"血风疮"。多因风邪入于血分化热，热迫血行，溢于脉络而见发斑，郁久血燥伤阴，肌肤失养则皮肤粗糙作痒。一般多属实证。治以凉血散风，活血化斑；因日久灼阴耗血，佐以养阴补血为其总则。因其血溢脉络，阻隔气血，辅以活血通络，使之气血归经，脉络得通，紫癜得以消退。赵老习惯使用的凉血药物为：牡丹皮、生地黄、紫草根、茜草根、槐花等；活血通络药物为：鸡血藤、桃仁、红花、川芎、丝瓜络、橘络等；祛风止痒药物为：浮萍、川槿

皮、白藓皮等。赵老认为浮萍、川槿皮入血分能祛血分之风；白藓皮表里相兼，祛风止痒。

例一体质较好，热象偏盛，所以用牡丹皮、板蓝根、黄柏、茜草根、炒栀子、炒槐花以清解血分之毒热；生熟地、二冬、白芍养阴补血凉血；赤芍、桃仁、红花活血通络，破瘀化斑；地肤子、白藓皮、浮萍、蛇床子、威灵仙祛风止痒。外用鲜芦荟蘸云苓粉、寒水石粉、冰片粉外搽，止痒效果比较理想。后期血热逐解，用方侧重于祛风止痒，并用楮桃叶、苍耳秧煎水洗浴，局部祛风止痒效果也很好。例二兼见心烦、自汗、惊悸不安，舌质红，脉弦细，素体虚弱，有心血不足的征象。开始多次使用清热凉血解毒之剂，半月余而未获效；改用养血凉血、活血化斑之剂，以当归、地黄补血养血；川芎、芍药、牡丹皮、鸡血藤、丝瓜络、橘络凉血活血，通络去瘀以生新；黄柏清下焦热；木瓜、牛膝引药下行以达病所，始获显效。后来又加用生芪除益气补血外，尚能升阳固表而敛汗。从而说明临床辨证，不可拘泥一方一法。

（北京中医医院．赵炳南临床经验集 [M].北京：人民卫生出版社，1979.7：200－206.）

二、程绍典案

过敏性紫癜

张某，男，9岁。1974年12月7日初诊。

患肺门淋巴结核及浸润型结核一年半，治疗后结核性浸润已吸收，右侧肺门淋巴结核尚未消失。近50天来双下肢皮肤忽现紫斑甚多，经治无效。平时有盗汗及少许干咳，胃纳尚可，面色黄，舌质稍红，苔薄黄，舌中裂痕，脉数。证属肺阴亏损，阴虚火旺，血热妄溢，脉络瘀滞。治拟滋阴、凉血、逐瘀。

处方：生地黄12g，阿胶12g（烊化），鳖甲24g（先煎），仙鹤草30g，龟板24g（先煎），大枣10枚，茜草炭9g，地榆炭9g，牡丹皮9g，桃仁9g，红花9g，5剂

另：云南白药一瓶，分十次，早晚各一次吞服。

二诊：12月14日。下肢紫癜开始消退，5剂后全部消失，仅见小出血点2～3个。盗汗也见减少，小便色稍黄，面色好转，舌苔薄黄，中裂，脉仍数。

处方：生地黄12g，阿胶12g（烊化），仙鹤草30g，鳖甲24g（先煎），龟板24g（先煎），大枣10枚，茜草炭9g，地榆炭9g，牡丹皮6g，桃仁9g，红花6g，5剂

[按] 此案皮下出血紫癜达50天之久，癜色紫近乎黑，血溢久而成瘀，故凉血清热而外，宗王清任逐瘀之法。又因患有肺结核，肺阴亏损，故用鳖甲、龟板、阿胶、仙鹤草滋阴止血，标本兼治，遂收较显之效。

三、徐辉光案

过敏性紫癜

吴某，女，20岁。1974年12月初诊。

患者在半月前患感冒，三、四天后渐愈。但发现四肢皮肤

有大量点状出血，以下肢为多，经检查诊断为过敏性紫癜，用西药及激素治疗，症情未见好转，而下肢出血点越来越多，故要求中医治疗。观患者四肢皮肤有大量出血点，以双下肢较多，有些出血点已融合为暗紫色的瘀斑，且有新的红色出血点夹杂其间，显示皮下出血未停止。伴有口干，咽喉肿痛，舌质红，苔净，脉弦滑等症。证属阴虚血热，兼有瘀阻，故以凉血止血、活血散瘀为主，清热解毒、养阴生津为辅。

处方：马兰根 30g，旱莲草 15g，生地黄 30g，赤芍 9g，水牛角 9g，牡丹皮 6g，大青叶 15g，金银花 9g，连翘 12g，玄参 9g，麦冬 9g，甘草 4.5g。

患者服上方一周后，皮下出血情况逐渐控制，瘀斑渐退，咽痛亦显著减轻，照原方去大青叶，继服一周，皮下出血停止，瘀斑消退将尽，嘱再服一周，以巩固疗效。

[按] 上方是犀角地黄汤合清营汤加减而成，以水牛角代犀角。方中重用马兰根凉血止血、清热解毒，旱莲草凉血止血、养阴，水牛角凉血止血、清热解毒，赤芍、牡丹皮凉血散瘀，大青叶、金银花、连翘清热解毒，生地黄、玄参、麦冬养阴生津，其中大青叶、连翘、玄参又有清热凉血、解毒功效，三药亦可用于血热发斑，甘草调和诸药。

（程绍典案、徐辉光案选自：上海市卫生局．上海老中医经验选编 [M]．上海：上海科学技术出版社，1984.5：205 - 206，372.）

四、顾伯华案

过敏性紫癜（二例）

【例一】周某，男，19 岁，门诊号：74 – 50948。1975 年
5 月 17 日初诊。

2 个多月前先有神疲乏力，关节酸痛，后双下肢有出血斑
点。曾服马来酸氯气苯那敏片和维生素 C，治疗 1 个多月，仍
不断有新的出血点。无牙齿出血史。大便日 1~2 行，有时伴
有腹痛。

查体：双下肢或手臂散在芝麻到黄豆大小出血点，色由鲜
红到紫暗，压之不褪色，部分色素沉着斑。

实验室检查：血红蛋白 11.3g/L，红细胞 3.88×10^{12}/L，
白细胞 8.1×10^9/L，中性粒细胞 0.79，淋巴粒细胞 0.20，嗜
酸性粒细胞 0.01。出、凝血时间均 2 分 3 秒。血小板 128×10^9/L。

苔薄黄舌质红，脉弦滑数。证属营分有热，迫血妄行，瘀
阻肌肤。拟凉血止血、清热化瘀。

处方：细生地黄六钱，赤芍四钱，牡丹皮三钱，白花蛇舌
草一两，生蒲黄四钱，生地榆五钱，蒲公英一两，大枣三钱，
生甘草钱半，10 剂

二诊：5 月 28 日。药后双下肢红色转淡，双上臂仍有少
数新发，大便通畅。苔薄舌红。拟前法出入。

处方：大生地黄六钱，玄参四钱，牡丹皮三钱，赤芍四

钱，紫草三钱，生蒲黄四钱，茜草三钱，阿胶三钱（烊化），大枣一两。

前方加减，2个多月而痊愈。

[按] 本病多由感染风热之邪，与气血相搏，脉络被血热所伤，以致血不循经，溢于脉外，渗于肌肤之间而成。一般以凉血清热化瘀为主。本病例因病期较长，后加用了补血止血的阿胶。阿胶有加速血液中红细胞和血红蛋白生长的作用，所以也常用于血小板减少性紫癜。

【例二】顾某，男，27岁工人。1973年9月7日初诊。

右大腿4日前瘙痒，后出现猩红热样皮疹，并逐渐增多，以至部分融合成片，压之不褪色，局部发热。左大腿也有类似情况。无服药史和接触异物史。大便干结，小便短赤。

实验室检查：血沉、抗"O"、血小板计数（不详）。

苔薄黄腻，舌质红，尖有刺，脉滑数。湿热蕴积肌肤，迫血妄行，溢于皮下而发斑。拟凉血清热利湿。

处方：细生地黄五钱，京赤芍三钱，紫草五钱，杜红花二钱，黄柏三钱，蒲公英一两，炒黄芩二钱，苦参片四钱，生薏苡仁三钱，车前子四钱（包煎），苍耳草四钱，3剂。

外用：1%薄荷三黄洗剂，100毫升。

二诊：9月11日。双下肢红肿已退，紫癜色转褐，但背部有新发，呈散在性瘀点。追问病史：1周前吃过蟹和酒，再拟前法出入。

处方：小生地黄一两，粉丹皮三钱，蒲公英一两，萆草四钱，黄芩三钱，粉草薢五钱，苦参片三钱，白鲜皮三钱，车前草五钱，白茅根三钱。

三诊：9月18日。皮肤损害全部隐退，仅留色素沉着斑。查血沉、抗"O"、血小板计数全部在正常范围内。仅大便不爽。

予清解片 100 片，每次 5 片，每日 2 次。

[按] 过敏性紫癜是一种毛细血管的变态反应性疾病，临床表现为皮肤紫癜和黏膜出血，也常有不同程度的胃肠道和关节肿痛的症状，血小板计数和血液凝固过程正常。在中医文献资料中属"发斑""血证"范畴。发病原因可分感染、药物、食物三类。此例便是吃蟹引起。发斑，祖国医学有阳证和阴证的区分：阳证者属于热，临床上有发热，唇燥咽干，关节胀痛，小便短赤，皮损轻者如针尖、重者成大片如锦纹；而阴证发斑，属阴寒凝聚，斑点颜色淡红紫暗，数量稀少，临床少见。本病例发斑作痒，下肢为多，湿热蕴积夹有风邪，用凉血清热利湿药物为主，兼用苍耳草、白鲜皮等祛风止痒。辨证用药，均合病情，所以见效较快，若加用通府泄热之生大黄或许更好。

色素性紫癜性苔藓样皮炎

尚某，女，44 岁，门诊号：1263。1974 年 5 月 15 日初诊。

自诉有子宫肌瘤病史，于去年 7 月在某医院作子宫切除手术。两个月后，在左小腿先发细小红色点子，当时不注意，以后逐渐增多，扩大，始觉瘙痒，蔓延到胸背、四肢皆是。素来大便干结，3～5 日 1 行。某医院曾诊断为过敏性紫癜、血小板减少性紫癜，但查血常规、出凝血时间、血小板计数皆正常。后转某医院皮肤科诊治，确诊为色素性紫癜性苔藓样皮炎。服维生素 C 等无效，转中医治疗。

查体：双下肢呈片状分布之紫癜，少量鳞屑，中心色素沉着，四周有米粒大小棕红色光滑丘疹。两小腿伸侧皮纹增深，有苔藓化倾向。胸、背、腹有鲜红色小点，压之不褪色。

苔薄黄舌尖有刺，脉弦数。阴虚有热，迫血妄行。拟养阴清热、凉血止血。

处方：生地黄一两，玄参三钱，天花粉四钱，蒲公英一两，侧柏叶四钱，水牛角五钱（先煎），土大黄三钱，生槐花三钱，生甘草一钱，川牛膝三钱。

二诊：5 月 22 日。药后大便通畅，瘙痒减轻，有的皮损由鲜红转暗红。自诉子宫肌瘤手术前月经量多，色红，有时痛，有血块，目前头昏肢软乏力。苔薄，脉濡滑。证属气血两虚。拟前方加益气养血之品。

前方去蒲公英、川牛膝，加党参、当归、阿胶（烊化）各三钱。

三诊：6 月 8 日。上方服两周，皮损大部分逐渐隐退。又服 1 个月痊愈。为巩固疗效，给服当归片，每日 2 次，每次 5 片；苁蓉片，每日 2 次，每次 5 片。曾有小复发，再服上方仍有效。1 年后随访，未复发。

［按］本病临床并不少见，常误诊为一般的紫癜。其特征：①开始多在小腿出现针尖或米粒大小的丘疹，圆形或多角形褐红色紫癜，压之不褪色。②可逐渐增多，扩大，以致上肢、胸、背、腹皆可累及，有的融合成片。③病程长，有苔藓化和鳞屑。

本病用凉血止血、养阴清热法治疗，多在 1 个月内取得疗效，但易复发。后期加益气养血、调补肝肾之品，均能够巩固。本病易复发可能是病久气血两亏，肝肾不足所致。

（顾伯华．外科经验选［M］．上海：上海人民出版社，1977.8：98－101．）

五、河北新医大学案

过敏性紫癜（一）

王某，男，25 岁，干部。于 1975 年 7 月 15 日就诊。

患者于 3 天前双下肢出现大小不等出血点，逐渐增多，伴有轻度痒感，腹痛，大便带有鲜红色血，经某医疗单位给口服马来酸氯苯那敏片，4 毫克，每日 3 次；维生素 K，4 毫克，每日 3 次，治疗无效。

查体：体温 37.7℃，血压 120/80mmHg。双下肢末端伸侧有密集大小不等对称性出血点，呈暗红色，略突出皮肤表面，压之不褪色。

实验室检查：白细胞 4.5×10^9/L，红细胞 $5.0 \times$/1012L，血红蛋白 13g/L。出血时间 3 分钟，凝血时间 5 分钟。大便潜血试验（+++）。

诊断：过敏性紫癜。

辨证与治疗

初诊：下肢有对称性稍高出皮肤的大小不等的散在出血性皮疹，伴有持续性腹痛，大便带有鲜血。舌苔薄黄，脉象沉细而数。证系血热迫血妄行。治宜清热解毒、凉血止血。

处方：白茅根一两，小蓟三钱，藕节四钱，茜草三钱，牡丹皮三钱，旱莲草三钱，白芍三钱，紫草三钱，紫花地丁三钱，甘草二钱，水煎服。

二诊：7 月 18 日。上方服 3 剂，大便出血量减少。大便潜血试验（＋），双下肢出血点未见增加。自觉腹痛减轻。舌苔薄黄，舌尖红，脉象细稍数。效不更方，原方加地榆三钱、槐花三钱。

三诊：7月21日。体温36.5℃。腹已不痛，大便无血，大便潜血试验（±），双下肢紫红色出血点明显吸收。

处方：原方去甘草、紫花地丁，加玄参四钱、生地黄三钱。

四诊：7月24日。双下肢紫癜吸收更加明显，呈现隐约状，腹不痛，无血便，大便潜血试验（－），自觉无不适感。效不更方，原方再服1剂，停药。

共服汤药10剂治愈。此后未再复发。

过敏性紫癜（二）

张某，男，1岁。于1975年6月10日就诊。

患儿4天前，食鸡蛋后，背部起一紫疱，面色逐渐发黄，胃纳不佳，小便色黄，大便正常，不发热。

查体：右背部约有10mm×15mm出血斑，稍高出皮肤，表面光滑，右足背有小指头大紫斑一块。实验室检查：白细胞$7.2×10^9/L$，红细胞$4.12×10^{12}/L$，血小板$212×10^9/L$。出血时间、凝血时间均正常。

诊断：过敏性紫癜。

辨证与治疗

初诊：面色发黄，背部及右足背部有一小紫块。舌光滑发赤，根部斑状淡黄苔，脉象细数，指纹淡红。证系热邪伤及营血，热毒出于肌肤为斑（肌衄）。治宜清热解毒、凉血止血。

处方：牡丹皮五钱，白芍三钱，生地黄一两，胡黄连二钱，黄柏二钱，黄芩二钱，栀子三钱，青黛三钱，水煎服。

二诊：6 月 14 日。上方服 3 剂，精神、饮食均有好转，面色红润，背部及右足背紫斑显著好转。原方继服。另加胎盘片，每次 3g，每日 3 次。

三诊：6 月 20 日。上方服 6 剂后，精神甚好，饮食增加，面色红润如常，背部及右足背小紫斑消退，无色素沉着。舌略红，苔白，脉象细稍数。为了巩固疗效，继服原方 3 剂和胎盘片三天。

由 6 月 14 日至 20 日间，未见新出血斑，基本治愈。

过敏性紫癜（三）

赵某，男，5 岁。于 1974 年 5 月 16 日就诊。

患儿于 4 月 24 日午后五时，突然发现双下肢有暗红色出血性皮疹，伴踝关节、足背肿胀疼痛。翌日经机关诊所以路丁、维生素 C 等药物治疗。病后四日复经本院诊为过敏性紫癜并予以醋酸泼尼松片、路丁、云南白药治疗效果不显著。在治疗期间曾鼻衄二次。患儿无过敏史，平素经常食用鸡蛋，病前未喝牛奶、吃鱼虾及其他特殊食品。

查体：双下肢散在性对称性紫斑，以右踝关节伸侧及左足背、拇趾处为甚，大者面积 4cm×5cm，小者如黄豆大小。实验室检查：血常规：红细胞计数 5.0×10^{12}/L，血红蛋白 15g/L，血小板计数 165×10^{9}/L。出血时间、凝血时间各 1 分钟。尿常规（－）。粪便镜检可见蛔虫卵。

诊断：过敏性紫癜。

辨证与治疗

初诊：双下肢伸侧有对称性暗红色紫斑。舌红，苔黄，脉象数。此系热伤营血，血热妄行，溢于肌肤。治宜清热、凉血、止血。

处方：生地黄四钱，牡丹皮三钱，地骨皮三钱，赤芍二钱，白芍二钱，仙鹤草三钱，大蓟、小蓟各四钱，白及二钱，紫草三钱，蝉蜕二钱，甘草一钱，三七粉五分（冲服），水煎服。

二诊：5 月 13 日。上方服 3 剂，紫斑已减半，鼻衄未发。舌红，苔薄白，脉象细数。

处方：原方加茜草三钱，竹叶二钱，栀子二钱，山药三钱，当归三钱。

三诊：5 月 17 日。足背肿胀、疼痛消失，紫癜大部消退，仅右膝下仍有绿豆大小一、二块。舌质红淡，苔薄白，脉象细。

处方：上方去白及、大蓟、小蓟，加孩儿参三钱，茯苓三钱。

上方连进 6 剂，至 5 月 24 日止，共服药 12 剂，症状完全消失，饮食、二便如常。后以调理脾胃善后。经 3 个多月定期随访，未见复发。

[按] 凡不因外伤，患者皮下出血形成紫色斑块者，称为紫斑或紫癜。过敏性紫癜为毛细血管的变态反应性疾病，属于中医学"肌衄"的范畴。常见皮肤有紫癜或细碎出血点，多因血热妄行或脾虚统摄无权所致。中医学对过敏性紫癜的治疗原则是：急则止血以塞其源，缓则治本。热者凉血、止血，养阴敛血；虚则健脾统血，补虚摄血。

例一系血热妄行，多由火热壅滞，热毒入血，迫血妄行，溢于皮下而见下肢有散在性红疹，伴有发热，心烦，口干，大便带有鲜血，故治以清热、凉血、止血。方中牡丹皮养阴清热，凉血止血；白芍和营散瘀；地丁、茅根、茜草、地榆、旱莲草等清热凉血，活血止血；三诊加玄参、生地黄滋阴降火，用于热病伤阴最宜。例二以胡连、黄柏、黄芩、栀子以清热解毒，降火燥湿除烦；青黛清热解毒，凉血消斑；二诊加胎盘片养血、补精、益气，故服后精神好转，饮食增加，紫斑亦逐渐消退。例三亦以清热凉血止血为主。方中选用牡丹皮、地骨皮、紫草、栀子以清热攻毒；生地黄、大蓟、小蓟、白及凉血止血；茜草凉血止血，祛瘀生新；三七行血止血，消肿定痛；仙鹤草收涩脉络；蝉蜕性成甘寒，走表而散风热；后以益气养血之当归、白芍、孩儿参、茯苓健脾统血收功。总之，对于血热证"热不除则血不止，热既清则血自安"。如有虚火上炎，潮热、盗汗者，地骨皮、鳖甲之类可选用；表热发热者，可加桑叶、大青叶、连翘之类；口渴引饮者，加玄参、花粉、麦冬、知母之类；阴虚血亏伴有贫血者，加丹参、当归、黄芪之类；心悸气短者，可加磁石、远志、五味子之类。若脾虚不能统血，见面色苍白，头晕眼黑，神疲乏力，心悸气短，食欲不振等症时，可用归脾汤（见"再障"）之类加减治之。

据报道，用大枣三两，每日煎汤内服，对过敏性紫癜疗效较好，一般3~7天内即见显效，出血点很快消失。用生地黄一两、紫草二钱，每日煎汤内服亦有效。有些报告载有连翘（每剂六钱）、大枣、甘草、金钱草、鱼膘胶等治疗本病均有一定的疗效，特录之以供参考。

血小板减少性紫癜（一）

王某，男，12岁。于1969年6月11日就诊。

患者患病已3年，四肢及臀、髋等处时常出现紫斑多片，大片的如茶碗口，新鲜红紫，旧斑黯青。有时鼻、齿龈出血。略有碰撞即出现大片紫斑。视力稍差，消化不良，经服大量醋酸泼尼松片及中药二百余剂，效果不明显。血小板计数最低到

$6 \times 10^9/L$，最高达 $54 \times 10^9/L$，一般在 $23 \times 10^9/L \sim 30 \times 10^9/L$ 之间。经两个医院骨髓穿刺检验，均确诊为原发性血小板减少性紫癜。

查体：四肢及臀、髋部均有散在片状紫斑，大小不等，大的如茶碗口大，小的似黄豆粒大。

实验室检查：血小板 $30 \times 10^9/L$。

诊断：原发性血小板减少性紫癜。

辨证与治疗

初诊：面色萎淡，面部有紫斑数片，四肢及臀、髋有大片瘀斑，颜色较深，口干，身体无力。舌质略淡，脉象细。证属阴虚血热妄行。治宜补血养阴，佐以凉血止血之品。

处方：大生地黄一两，白芍四钱，山药一两，阿胶六钱（烊化），牡丹皮二钱，紫草一钱，旱莲草五钱，生侧柏叶三钱，藕节五钱，女贞子五钱，白茅根五钱，焦谷芽四钱，当归二钱，水煎服。

二诊：上方服 5 周后，新、旧斑痕已基本消失，碰撞亦未再出现新斑，饮食增加，面色好转。血小板 $74 \times 10^9/L$。仍服用原方。

三诊：精神很好。血小板 $108 \times 10^9/L$。汤药，仍按原方服用。

丸药：汤药方内加紫河车三钱、鹿角胶三钱，为细末，炼蜜为丸，每丸一钱重，早、晚各服一丸。汤药、丸药间隔服用。

汤药、丸药间隔服用，至 1970 年 1 月未复发，精神体力很好，血小板 $121 \times 10^9/L$。但停药五个月，血小板略有下降，又继服丸药至 1971 年 5 月，血小板升至 $140 \times 10^9/L$，停药。1972 年 4 月化验：血小板 $151 \times 10^9/L$。

血小板减少性紫癜（二）

赵某，女，28 岁。于 1975 年 5 月就诊。

患者曾在某医院诊断为原发性血小板减少性紫癜，经治数月，效果不显。

查体：全身有散在性紫斑，下肢尤多。

实验室检查：血小板 52×10^9/L。出血时间 3 分钟。

诊断：血小板减少性紫癜。

辨证与治疗

初诊：全身有散在性紫斑，出血颜色较淡，心悸，气短，四肢无力，面色憔悴，月经先期，量多。舌淡有紫斑，脉沉细无力。证系心脾气虚，营卫失调。治宜健脾养心、益气和营之法。方用归脾汤合甘麦大枣汤加减。

处方：党参四钱，黄芪一两，白术三钱，当归四钱，茯苓四钱，炒酸枣仁五钱，远志三钱，赤芍三钱，阿胶三钱（烊化），紫草三钱，炙甘草三钱，大枣五枚，小麦一两，水煎服。

二诊：上方服 6 剂，精神好转，心悸、气短减轻，全身紫斑减少，血小板 60×10^9/L。效不更方，原方加鸡血藤五钱、连翘三钱。

上方每日 1 剂，连服 1 个月后，紫癜已消，诸症皆平。血小板计数已升至 130×10^9/L。后改服丸药，以巩固疗效。

[按] 血小板减少性紫癜，是一种常见的出血性疾病。其临床表现以皮下、黏膜与内脏出血为主要特征。临床上有急性和慢性之分。急性者多由热毒内伏营血，或阳明胃热炽盛，以致化火动血，灼伤脉络，迫血妄行，溢出常道，而发为紫癜及多种出血之证。其发病急骤，畏寒发热，继之皮肤和黏膜出现

紫斑，并有面赤烦躁，口渴，舌红，少数有内脏出血，如尿血、消化道出血及脑出血等征象，这相当于中医学的血热妄行。慢性者多为脏腑气血素虚，其中以脾、肾两脏最为重要。脾虚则不能统血，气弱则不能摄血，以致血不循经，溢于脉络之外，渗于皮肤之间；肾阴不足，则虚火内动，扰乱营血，血随火动，离经妄行而致出血；肾阳亏虚，则命门火衰，火不归元，而致阴寒凝集于下，无根之火浮炎于上，阴阳不相为守，其血错行脉外，也可引起出血。慢性最为常见，缓解和发作交替出现，在发作期新鲜溢血反复出现为本病的特点。除皮肤紫斑外，鼻衄、齿龈出血及口腔黏膜紫斑也很常见，这相当于中医学的脾不统血，如有潮热或低热等，则属于阴虚内热。

例一属于阴虚内热，故治疗以补血养阴为主。方以山药、地黄、白芍、女贞子、当归等滋补脾肾以治本，辅以牡丹皮、紫草、旱莲草、侧柏叶、藕节、白茅根等凉血止血之品以治标，并在甘凉滋阴药中佐以阿胶、紫河车温煦峻补之品，更助生生之气，故对阴虚血热妄行之证，能收显效。例二是心脾两虚，脾不统血，血不归经而外溢，故见出血诸证。心悸、气短系心血失养；动则汗出，四肢无力，乃脾气不足，气血不充之证，故用归脾汤的参、芪、术、草补脾益气为主，配当归、赤芍、阿胶养血，茯苓、远志、枣仁养心安神，合甘麦大枣汤（甘草、淮小麦、大枣）甘润益胃，和脾养心。根据中医学"有形之血不能速生，无形之气则可速补"的法则，意在补气摄血，而获速效。

（河北新医大学．中医医案八十例［M］．北京：人民教育出版社，1976.1：129 – 137.）

六、张龑梅案

过敏性紫癜

叶某，女，14 岁，自管卡。1971 年 10 月 12 日初诊。

主诉：全身紫癜 45 天。

现病史：1971 年 9 月初，四肢突发紫斑。在上海市某人民医院检查，四肢见大小不等丘疹样出血点。出血时间、凝血时间及血小板计数等均属正常。诊断为过敏性紫癜。给服醋酸泼尼松片，服药后稍有好转，减至每日 20 毫克，全身紫斑大发，转来我院门诊。

诊断：过敏性紫癜。

刻下症见全身发疹，点点斑斑，色泽鲜红，以下肢为甚。脉弦细带数，苔薄尖红。证属阴虚内热，热迫血行，溢于脉外，方以养阴、清热、止血为治。

处方：生地黄 12g，败龟板 12g（先煎），川黄柏 9g，肥知母 9g，金狗脊 12g，菟丝子 12g，女贞子 12g，旱莲草 30g，鲜藕节 30g，乌梅 4.5g，谷麦芽各 9g，大枣 6 枚

以上方为基础，或加当归、白芍以养血，或加紫草、仙鹤草以止血。在服用中药的过程中，醋酸泼尼松片逐渐减量。于1971 年 12 月 12 日，完全停服激素，过敏性紫癜没有再发。再以八珍散加减，作善后。

[按] 本案以大补阴丸为基本方。大补阴丸中的熟地黄改用生地黄，可配合藕节同用，加强凉血止血的作用；龟板配女

贞子、旱莲草以滋阴；黄柏、知母以泻火。

本案中加用乌梅一药，根据近代药理学研究，乌梅具有抗蛋白过敏的作用。我们常应用于因食物（如肉、鱼、蛋、花粉、菜、果和谷类等）而产生的过敏性紫癜。以生甘草9g，乌梅肉6g，青防风3g配合，是我院的经验方之一。

七、王金娣案

光华医院

过敏性紫癜肾炎

吴某，女，20岁，未婚。门诊号：39331。1980年4月9日初诊。

主诉：面目及下肢浮肿2个月。

现病史：近2个月来，晨起面目浮肿，午后下肢浮肿更甚，腰酸，神疲乏力，胃纳一般。

既往史：11岁时曾患急性肾炎，有慢性扁桃体炎病史。

查体：下肢皮下有紫斑，略有痒感。血压140/90mmHg。面色萎黄，咽部充血，扁桃体肿大（＋＋），心肺未见异常，肝脾未触及。苔薄腻，舌质略红，脉细数。

实验室检查：尿常规：白细胞0～2/mm^3，红细胞（＋＋＋），颗粒管型2～3/mm^3，蛋白（＋＋＋）。

证属热毒内壅，膀胱气化不利，以致水湿泛滥，先与清热凉血解毒，佐以祛风利水。

处方：牡丹皮9g，大生地黄12g，山栀9g，赤芍9g，石

膏 30g，蝉蜕 4.5g，防风 12g，连翘 12g，木通 9g，滑石 12g
（包），车前子 30g（包），瞿麦 12g，萹蓄 12g，赤小豆 30g，
甘草 3g，7 剂。

二诊：腰酸如前，腿部瘀斑已见减少，胃纳一般，精神尚
可，下肢浮肿消退。苔薄，脉细。尿常规：白细胞 1~2/mm^3，
红细胞（++），蛋白（++）。证属肾阴亏损，络脉瘀阻，湿
热灼伤脉络。治拟散风透邪，佐以清利、滋阴补肾。

处方：南沙参 12g，北沙参 12g，接骨木 9g，浮萍 9g，牡
丹皮 9g，紫丹参 12g，菟丝子 12g，龟板 15g（先煎），紫草
9g，大生地黄 12g，三七粉 1.5g（分吞），车前子 12g（包），
防风 9g，连翘 12g，牛蒡子 9g，蝉蜕 4.5g，瞿麦 12g，萹蓄
12g，7 剂。

三诊：面目浮肿好转，腰酸减轻，腿部紫斑基本消失。正
值月经来潮，经行量多，色鲜红。热毒较轻，阴液有伤，再拟
原方出入。前方加仙鹤草 30g，益母草 12g，去紫草、南北沙
参、蝉蜕、浮萍、接骨木。

四诊：自觉症状好转，面目、下肢浮肿消失，下肢紫斑未
发，今检尿常规转正常。再以上方加减，连服数月，未用西
药，多次复查尿常规，均未见异常，至今一直上班工作。

［按］本病除皮肤有紫斑外，常伴有不同程度的胃肠道、
关节、肾脏症状，治疗恰当，预后良好。本病好发于儿童、青
年，皮肤病变常呈对称性分批地出现，大小不一，略有痒感。
紫癜为皮下瘀斑，有出没无常，出现较快等特点，这是"风"
的特点。故可认为过敏性紫癜主要病因、病理为感风而发，血
分有热。初起正气尚足，邪浅病轻，只表现在体表皮肤；如经
久不愈或正气不足，抗邪能力减弱，则邪毒深入下焦，出现血
尿，并发为肾炎。紫斑反复不愈，干扰血分，迫血妄行，溢于

脉外，则为出血；若血瘀在皮肤，则为紫癜。对有药物、食物过敏反应者应避免或停止服用。治疗本病我仿效《医宗金鉴》中大连翘饮加减。如热毒偏盛时，加重凉血解毒药；瘙痒厉害时，可加地肤子、八仙草、乌梅等。病情稳定可用归脾汤加减而收功。

（上海市长宁区卫生局. 长宁医萃 ［M］. 上海：上海市长宁区医药卫生学会，1985. 7：8 - 9.）

八、汤承祖案

过敏性紫癜后肾炎

【例一】王某，女，12 岁，1977 年 6 月 14 日诊。主诉：因过敏性紫癜起病，紫癜经治消失，继发肾炎，至今已 4 月。

现病史：疲倦乏力，有时腰痛，纳食正常，大便调，尿次无异常。

查体：脉细无力，舌苔薄，质偏红。

实验室检查：尿常规：蛋白（＋），红细胞（＋＋＋）。

此血热伤肾之证。拟凉血益肾清利。

处方：知柏地黄汤加味：

知母 10g，黄柏 10g，生地黄 10g，牡丹皮 10g，连翘 10g，白花蛇舌草 20g，车前子 10g（包煎），大蓟、小蓟各 10g，茯苓 12g，泽泻 10g，怀山药 12g，山萸肉 10g，赤小豆 30g。

药服 5 剂，诸症改善，纳食、二便自可。尿常规：蛋白（＋），余皆阴性。苔薄，舌偏红。原法进治：上方去连翘，加炒白术 10g，又服 10 剂。药后无自觉症状，尿常规：红细胞（＋），蛋白少许。苔净，脉弦。予养阴益肾法。

处方：黄精 12g，怀山药 12g，泽泻 10g，炒白芍 12g，荠菜花 30g，芡实 12g，生薏苡仁 20g，生槐花 20g，莲房炭 15g。服 10 剂后，诸症平善，苔薄舌质偏红。尿常规示红细胞少许，余皆阴性。原方出入：

处方：黄精 15g，生地黄 12g，炒白芍 12g，荠菜花 30g，芡实 12g，怀山药 15g，泽泻 10g，赤小豆 30g（打碎），生槐花 30g，马齿苋 6g，北沙参 12g。

上方服毕 10 剂后，改隔日 1 剂，服 10 剂病痊愈。随访三年，安健。

【例二】张某，男，10 岁，学生。

患童于 1977 年 9 月 27 日突然发生腹部绕脐痛、两足痛，不能进食；不久足胫部皮肤发现紫癜，呈片状。紫癜出现后腹痛休止，两足仍痛。在当地治疗半月后紫癜消失，尿常规示蛋白（＋＋＋），红细胞（＋＋），白细胞（＋），透明管型（＋），颗粒管型（＋）。住入某医院 50 天，使用激素、维生素 C、景天三七糖浆及中药治疗，症状及实验室检查所见，均有不同程度好转。出院后于 1977 年 12 月 8 日来诊，要求进一步中药治疗。刻下症见：面部浮肿，腹膨胀，纳食约一天半斤，大便调。

查体：两足胫压无痕，腹软无移动性浊音，血压正常。脉细数，103 次/分，舌苔薄。

实验室检查：尿常规：蛋白（＋＋），红细胞（＋），白细胞少许。

良以营热湿热互搏，以致初病皮肤紫癜，继而伤及脾肾，诸症乃现。拟清营化湿运中法，纠正肾病因素。

处方：生黄芪 12g，防己 9g，炒苍术 9g，茯苓 12g，泽泻 9g，荠菜花 30g，玉米须 18g，赤小豆 30g，7 剂。

激素渐减量，至二周后停服。

药毕，尿常规：蛋白（＋），红细胞（＋＋），白细胞少许，颗粒管型（＋）。面部仍肿，双下肢有少数出血点，作痒，余皆正常。脉细数，108 次/分，舌红少苔。湿邪渐化，营热未清，消化功能已复，肾病症情有所改善，再原法出入调治：上方去苍术，加莲房炭 18g，北沙参 12g，麦冬 9g，增强养阴益肾之效。

10 剂后，尿常规：蛋白（＋），红细胞少许，白细胞少许。下肢出血点及作痒均消失。纳食佳，大便调，小便量正常。足痛、腹膨胀均瘥。面部仍浮肿，此与以往使用激素可能有关。脉细，88 次/分，舌苔薄。仍主原法，续服 20 剂。

服药毕，尿常规：蛋白微量，红、白细胞均（－）。面部肿减轻，脉细，100 次/分，舌苔净。仍以养阴益肾、清营解毒为法。

处方：生黄芪 12g，淮山药 15g，泽泻 9g，炒白芍 12g，北沙参 12g，麦冬 12g，荠菜花 30g，赤小豆 30g。

药服 20 剂后，尿常规：蛋白（±），余皆正常。纳食、二便均正常。近 4 日来左足内踝上方发现紫斑一处，约 10cm × 10cm。脉细，舌苔薄。仍主原法：上方加莲房炭 30g，黄芪 12g。

又服 20 剂，尿常规全部正常，面肿全消，足踝部紫斑消失，精神好转，脉细，82 次/分，舌苔薄。病已愈，原法巩固疗效。

处方：黄芪 12g，炒白术 9g，生地黄 12g，淮山药 12g，北沙参 12g，麦冬 12g，泽泻 9g，赤小豆 30g，莲房炭 12g。20

剂后一切恢复正常而复学。嘱暂不参加体育运动。

1978 年 12 月 7 日复来诊。数月来多次尿常规检查均正常，无任何自觉症状。然近 3 天两足胫外踝附近出现手掌大紫斑各一处。尿常规：蛋白（+），余皆正常。脉细弦，舌苔净。乃系营热伴阴不足之故，仍予养阴清营为法，改用膏方调治。

处方：生地黄、淮山药、北沙参各 240g，赤小豆、生薏苡仁、莲房炭各 300g，泽泻、牡丹皮、麦冬各 150g，黄柏、知母各 120g，甘草 60g。

上药白糖二斤收膏，每月早晚各 1 匙，开水冲服。

1979 年 11 月信访：患者多次尿常规检查均正常，紫斑未再现，身体健好，照常在校学习。

过敏性紫癜

张某，女，9 岁。1982 年 4 月 7 日初诊。

主诉：双下肢及臀部发现紫癜 5 个月，伴有膝关节痛。

现病史：患者双下肢、臀部紫斑，无其他出血症状，伴膝关节痛、纳食、二便正常。曾用青霉素、醋酸泼尼松片等治疗数月，无效。

查体：苔薄舌红，脉细数。

实验室检查：血常规：血红蛋白 12.5g，白细胞 17×10^9/L，中性粒细胞 0.83，淋巴细胞 0.15，嗜酸细胞 0.01，单核细胞 0.01，血小板大于 100×10^9/L。出血时间 2 分钟，凝血时间 2 分钟。细数之脉与舌红是营血热，络脉损伤所致。予清营凉血和络法。

处方：生地黄、紫草、炒赤芍、当归各 12g，侧柏叶、淮山药各 15g，赤小豆 30g，牡丹皮、陈皮、川芎各 6g，甘草

5g，10 剂。

二诊：4 月 22 日。药后有效自行续服 5 剂而来诊，紫斑逐渐消退，未有新出现者。复查血常规：白细胞 9.3×10^9/L，血红蛋白 12.5g/L。苔脉如前。原法进治。10 剂。

三诊：4 月 30 日。紫斑尽消失。脉苔舌质均正常，巩固疗效，冀不复发。

上方 10 剂，隔日服 1 剂。痊愈。

（汤承祖. 六十年行医经验谈 [M]. 江苏：江苏科学技术出版社，1986.5：167 – 170，208.）

九、孙健案

血小板减少症

中医辨证：脾肾两虚，气血双亏。

治法：滋肾填精，佐以潜阳。

方名：杞菊地黄丸加减（汤）。

处方：枸杞子 15g，菊花 10g，熟地黄 15g，山药 15g，首乌 15g，菟丝子 20g，桑葚子 15g，党参 15g，黄芪 20g，龟板 15g（先煎），鸡血藤 30g，仙茅 10g，小蓟 15g，大枣 5 枚，水煎服，每日 1 剂。伴白细胞减少者，可加鹿角胶、丹参。

典型病例：

张某，女，27 岁，工人。患者于 5 个月前开始感觉头晕，面胀，全身无力，近来加重。且有眼干，心慌，胸闷气短，面色无华，视物不清，腰痛尿频，月经超前量多。实验室检查血红蛋白 7g/L，白细胞 3.8×10^9/L，血小板 60×10^9/L。临床诊断为血小板减少症。1979 年 3 月 5 日初诊，给以杞菊地黄丸加减（汤），服药 12 剂后，诸症好转，检查血红蛋白 8g/L，白细胞 4.2×10^9/L，血小板 75×10^9/L。将上方去小蓟，加入当归，继服 6 剂，检查血红蛋白 10g/L，血小板已达 85×10^9/L。此时自觉症状已消失。又将上方去山药、菊花，加入丹参，服用 6 剂，于 4 月 3 日化验血红蛋白已升至 11g/L，血小板已升至 110×10^9/L。饮食增加，精神佳，月经正常，嘱其今后经常以当归煮大枣，食其枣饮其汤，以巩固疗效。患者体力恢复后已能正常上班工作，随访一年余未见异常变化。

（山东孙健）

十、刘甫白案

血小板减少症

中医辨证：阴虚内热，气不摄血。

治法：益气养阴，清热凉血。

方名：松针合剂。

处方：松针 30g，生地黄 30g，当归 10g，黄芪 10g，赤芍 10g，白茅根 15g，藕节 12g，仙鹤草 15g，地榆 15g，水煎服，每日 1 剂。

疗效：用"松针合剂"观察治疗 5 例患者，其中 3 例获愈，1 例有效，另 1 例配合用补肾阳之药物获效。

典型病例：

汪某，男，3岁。于1971年10月28日初诊。患儿近2个月来经常流鼻血，经某医院检查：血小板36×10^9/L，红细胞3.2×10^{12}/L，白细胞8.5×10^9/L。骨髓检查报告符合原发性血小板减少症诊断标准。曾用激素及止血宁等药物治疗，效果不理想，而请求用中药治疗。查体：面色萎黄，体形瘦弱，纳差，神疲，下肢有明显紫斑，肝大肋下0.5厘米，脾未扪及。舌质淡稍胖，苔薄，脉细数。脉症合参，此乃阴虚内热，气不摄血。治当益气养阴、清热凉血，余用"松针合剂"。服药6剂，胃纳转佳，精神亦好，面色转华，血小板计数已升至60×10^9/L。嘱继服原方，再加首乌10g，又进20余剂，诸症消失，查血常规：血小板189×10^9/L，红细胞4.2×10^{12}/L，白细胞6.25×10^9/L，病获痊愈。随访已8年，患儿身体健康，发育良好。

[按] 其方中所用松针即松毛、松叶。据资料所载，松树之叶、皮、木、根、油皆可入药，此松针有促进代谢的作用，水煎饮之亦可使食欲明显增加。

（湖南　刘甫白）

十一、谭家兴案

血小板减少症

中医辨证：风火热毒，伤其血络，营血瘀滞，淫于肌腠。
治法：清热凉血，滋阴解毒。

方名：犀角地黄汤加味方。

处方：犀角 3g（或牛角 30g 代），生地黄 30g，牡丹皮 10g，赤芍 10g，白薇 10g，紫草 10g，知母 10g，沙参 10g，生槐花 30g，大青叶 10g，板蓝根 15g，水煎服，每日 1 剂。

疗效：以犀角地黄汤加味方为基本方，临床应用中略做加减，共治疗 20 余例血小板减少症患者，多数病人病情能得以改善或治愈，收效比较满意。

典型病例：

张某，女，33 岁，职员。于 1973 年 2 月 28 日就诊。患者时常鼻龈出血，全身皮肤可见出血点及紫斑，午后自感身热，口干咽燥，全身乏力，食欲差，尿黄，便秘。实验室检查：红细胞 4.2×10^{12}/L，血红蛋白 12g/L，白细胞 7.5×10^9/L，中性粒细胞 0.68，淋巴细胞 0.32，血小板 60×10^9/L。大便潜血试验（＋）。尿红细胞（＋＋）。临床诊断为血小板减少性紫癜。其舌质红，苔黄少津，脉沉细略数。脉症合参，系风热毒邪，伤其血络，营血瘀滞，淫于肌腠。治宜清热凉血、滋阴解毒。投以犀角地黄汤加味方。服药 3 剂，鼻出血已止，齿龈出血亦减。但口渴喜冷饮，便秘仍不解，是其胃火亦盛，阳明燥结之证。上方中又加石膏 30g，黄连 10g，火麻仁 10g，侧柏叶 10g，嘱再进 3 剂。服后，鼻、龈出血全止，口干舌燥亦减，大便通顺，紫斑渐退，未见新斑出现。舌质红，脉沉细。检查大便潜血已转阴，尿中红细胞（＋），血小板已升至 75×10^9/L。方已显效，又进 3 剂，食欲增加，精神好。唯下午有五心作热，口干，舌少津，苔淡黄，脉沉细无力。此为病久不愈，火热内炽，耗伤阴液，阴虚内热之证，仍以前方加减，当重用滋阴清热药，其方为：牛角 30g，生地黄 30g，牡丹皮 10g，沙参 12g，寸冬 10g，石斛 10g，生龟板 15g（打碎，先煎），旱莲草 10g，知母 10g，侧柏叶 10g，阿胶 10g（烊化），枸杞子15g，大青叶 10g。连进 12 剂后，诸症得除，紫斑皆退，未见新起。尿便检查正常，血小板已升至 $180 \times 10^9/L$。

（吉林　谭家兴）

十二、金维案

血小板减少症

中医辨证：热毒入血，血热伤络。

治法：清热解毒，凉血止血。

方名：羊鹤合剂。

处方：羊蹄根 30g，仙鹤草 30g，岩柏 30g，连翘 15g，大枣 15 枚，夜交藤 30g，合欢皮 15g，水煎服，每日 1 剂，分 2 次服。

典型病例：

王某，女，32 岁，职工，住院号 21789。于 1975 年 3 月 12 日急诊入院。患者鼻衄，牙龈出血，皮肤紫斑 1 月余，近日加重。查体见急性病容，发育正常，贫血貌不著，神清，合作，心肺正常，腹软，肝肋下 2cm，质中，脾侧卧位扪及 1cm，全腹无肿块触及和移动性浊音，无水肿，神经系统检查正常。血液检查：血红蛋白 12.5g/L，白细胞 $6.2 \times 10^9/L$，中性粒细胞 0.80，淋巴细胞 0.20，血小板 $32 \times 10^9/L$。临床诊断为血小板减少症，慢性肝炎（过去曾有肝炎史）。入院后给以止血药及激素等药物治疗，曾用卡巴克洛、酚黄乙胺、仙鹤草

素、丙酸睾酮、醋酸泼尼松片以及肌醇片、辅酶 A、维生素
C、肝精等，治疗数月，病情反复，效果不满意。其后请中医
会诊，应用犀角地黄汤加味凉血止血为治，经旬鲜效。至 6 月
16 日改用羊鹤合剂，服药 7 剂，鼻衄、龈衄均止，唯夜寐较
差，以原方略作加减，嘱再进 4 剂，药后已无新出血点出现，
病情趋于稳定，于 7 月 23 日复查血小板，已升至 $218 \times 10^9/L$，
7 月 26 日痊愈出院。

朱某，男，16 岁，学生。于 1979 年 7 月 8 日住院治疗。
患者全身皮肤见大小不等紫点与瘀斑，双下肢较密集，查血小
板 $28 \times 10^9/L$，骨髓检查诊断为血小板减少症。曾用维生素、
激素、辅酶 A 等多种药物治疗，病情虽有好转，但仍有新出
血点出现。于 7 月 13 日邀中医会诊。症见面色不华、苍白，
舌面有出血，四肢有瘀斑，胃纳尚可，大便干结，苔白粘，舌
质淡红，脉弦细数。证系热毒入血，血热伤络，治宜清热解
毒、凉血止血。方用羊鹤合剂方加减：羊蹄根 30g，仙鹤草
30g，岩柏 30g，水牛角 30g（刨，先煎），旱莲草 15g，生地黄
15g。服药 4 剂后，舌衄已止，继服 5 剂，四肢新出点渐减少，
复查血小板升至 $75 \times 10^9/L$，服药至 8 月 3 日，病情已稳定。
后出院回家自备药物服用，所用药物：羊蹄根 30g，水牛角
30g，大枣 15 枚，每日 1 剂，连用一个月，再复查血小板已升
至正常，诸症皆消。随访半年情况良好，未再复发。

（浙江　金维）

十三、袁尊山案

血小板减少症

中医辨证：脾阴虚，血燥，阴虚生内热，热伤络脉则血外溢。

治法：养阴益脾、润燥，佐以清热、化斑。

方名：加味脾阴煎。

处方：生地黄10g，生白芍30g，旱莲草15g，山药20g，莲子15g，连翘10g，赤小豆30g，黄连6g，淡竹叶10g，五味子10g，枣皮10g，大枣10枚，炙甘草10g，水煎服，每日1剂。

疗效：以"加味脾阴煎"治疗原发性血小板减少症病人数十例，获得很为满意之效果。

典型病例：

袁某，女，30岁，干部，入院病案号022560。于1979年8月16日入院。病人间歇性发作头昏，乏力，皮下紫斑，鼻衄已6年，近3个月来加重，并伴心悸、失眠、烦躁，形体渐瘦，面色萎黄，唇红，舌燥，不欲饮食。皮肤紫斑以双膝关节以下为多，各见3~4个，大者如铜钱，小者如一分硬币，有不规则低热，手足心发热，以手心为重，体温一般在37℃上下波动，脉细数，舌质红，苔薄黄少津。查血：血红蛋白8g/L，白细胞3.9×10^9/L，中性粒细胞0.70，淋巴细胞0.30，血小板38×10^9/L。五官科会诊：鼻腔未发现异常。既往病人曾到成都、北京等地诊治，做过多次骨髓穿刺，诊断为原发性血小板减少性紫癜。用补气血、养心脾之中药八珍汤、归脾汤等，均无效果。

病人证系脾阴虚，血燥，阴虚生内热，热伤络脉。投以加味脾阴煎治之。服药共 40 剂，以上症状基本消失，体重增加，精神明显好转。复查血小板已升至 $88 \times 10^9/L$，余各项检查亦均已正常，观察数日，未见异常而出院。随访两年，未见复发。

[**按**] 原发性血小板减少性紫癜并非少见病，且近年更有增多之势。文献资料多认为此病系脾气虚不统血，阴血不能内守，故多投以归脾汤加减；或认为肾髓亏虚投以龟鹿二仙胶、大补元煎等。十年之前，常用传统方法治疗，总觉效果不佳。后总结出加味脾阴煎一方，经临床应用，每每能收良效，但还须进一步在临床实践中验证。

（贵阳　袁尊山）

十四、孙伟正案

血小板减少症

中医辨证：血瘀于肌腠。

治法：以活血化瘀为主，佐以补脾滋肾。

方名：加减紫癜方。

处方：鸡血藤 15g，牡丹皮 15g，茜草 15g，大枣 10 枚，白茅根 15g，旱莲草 20g，三七粉 5g（冲服），仙鹤草 20g，山栀 15g，水煎服，每日 1 剂。

典型病例：

郑某，男，41 岁，病案号 5049。皮肤反复性出现出血、瘀斑，鼻衄、龈衄已 2 年。最近加重，而于 1975 年 7 月 26 日入院。查体：呼吸、血压、脉搏、体温正常。周身皮肤多处有出血点及出血斑，特别双上肢见有多处直径大于 10mm 的出血斑，有的融合成片，右眼球结膜有黄豆大小出血斑一处，口腔右颊黏膜有花生米大小出血斑一处，牙龈渗血。表浅淋巴结不肿大，胸骨无压痛，心肺正常，腹软，肝脾不大。两下眼睑青紫，舌质淡微紫，脉细。血液检查：血红蛋白 110g/L，红细胞 5.5×10^{12}/L，白细胞 6.2×10^9/L，分类正常，血小板 22×10^9/L。出血时间 5 分 30 秒，凝血时间正常，24 小时血块收缩不佳，毛细血管脆性试验阳性。骨髓穿刺报告符合原发性血小板减少性紫癜之骨髓象。

治疗给以加减紫癜方。连服一周，症状减轻，出血停止，皮肤瘀斑开始吸收。按原方略作加减，又连续服用 20 天。于 8 月 28 日化验，血小板已升至 160×10^9/L，出血时间降为 30 秒，24 小时血块收缩正常，毛细血管脆性试验亦转正常。随访已五年，未见复发。

[按] 血证之治疗主要有凉血止血、补脾摄血和滋阴凉血三大方法，较少用活血化瘀法治疗出血性疾患。对于慢性型原发性血小板减少性紫癜，采用活血化瘀法治疗，乃中医的一种反治法。很早就有"瘀血不去，血不归经"的说法，同时通过现代医学研究证明，活血化瘀法有抑制体内发生免疫性抗体，减少毛细血管的通透性、脆性和增加毛细血管张力的作用。余经过临床观察也证明，以活血化瘀法为主，应用加减紫癜方，治疗与免疫因素有关的原发性血小板减少症的疗效是肯定的。

（黑龙江　孙伟正）

十五、艾洗吾案

过敏性紫癜

中医辨证：湿热流注肌肤。

治法：清热化湿，祛风通络。

方名：二妙丸加味汤。

处方：苍术 30g，黄柏 20g，川断 15g，鸡血藤 25g，金银花 25g，板蓝根 25g，大青叶 15g，蒲公英 50g，连翘 15g，石斛 20g，滑石 20g，甘草 10g，水煎服，每日 1 剂。

典型病例：

李某，女，28 岁。曾患高血压、胆囊炎、慢性结肠炎。月余前做人工流产，一周前因腹痛，服颠茄片后全身起疙瘩，痒甚，浮肿，腹痛，继而关节痛，上肢上举受限，不敢走路。查体：体温 37.2℃，血压 120/100mmHg。胆囊区压痛，全身轻度触痛，四肢运动受限，双踝关节红肿，全身有密集三大片荨麻疹，双下肢散在出血斑，皮肤多处瘙痒痕。脉滑数，舌质红苔薄黄。诊断为过敏性紫癜（毛细血管中毒症）。此系湿热毒邪留滞为患，治宜清热化湿、祛风通络。用二妙丸加味汤，9 剂后皮疹大部消退。但关节仍有痛感，继服上方加减调治，经 20 天后痊愈。

（辽宁　艾洗吾）

（从孙健案到艾洗吾案选自：李文亮，齐强．千家妙方[M]．北京：解放军出版社，2009.5：188－196.）

十六、钟一棠案

过敏性紫癜

辨证论治过敏性紫癜的经验

钟一棠老中医，在几十年的临床实践中，对过敏性紫癜的治疗积累了丰富的经验。

过敏性紫癜，多系热毒内陷引起，但由于热毒侵犯的部位不同及个体反应的差异，因此，临床可分四型进行辨证论治。

1. 血热型

主症：起病突然，开始时有发热，微恶风寒等表证，继则出现广泛性的皮肤出血，紫斑如针尖或如片状，呈对称分布，多见于臀及下肢，色紫红。舌红，脉数或正常。有的病人可无其他体征，有的可伴有头痛，皮肤瘙痒，口燥，便秘等候。病机：热毒内陷，损伤血络，使血渗脉外所致。治则：清热解毒、凉血止血。主方：犀角地黄汤加减。

水牛角 30～60g，生地黄、鹿衔草、仙鹤草各 15～30g，牡丹皮、赤芍各 9～12g，白茅根、清甘草各 3g。

典型病例：

应某某，男，6 岁。1980 年 2 月 15 日入院，患儿在本月初起发热，咳嗽，当地卫生所诊为感冒，经用青霉素、链霉素 3 天，热退，咳嗽改善，后在面部发现乌青块，双下肢出现红疹而来本院门诊。经诊断为过敏性紫癜而收住入院。

入院检查：面部虚肿，伴有大小不等 5～6 块紫斑，臀及双下肢散许多大小不等紫斑，压之不褪色。眼结膜可见出血点。两肺正常。心率160次/分，律齐。腹平软、肝肋下扪及，质软，脾未及。

实验室检查：血小板：210×10^9/L。出凝血时间正常，大便潜血试验阳性。尿常规：蛋白（＋），红细胞（＋），白细胞少数，上皮少数，血沉正常。入院诊断：①过敏性紫癜伴消化道出血；②紫癜性肾炎。

经用激素等治疗21天后效果不理想，于3月6日请中医会诊。诊见患儿臀及双下肢密布大小不等紫斑，有的成片状瘀斑。盗汗，尿赤，精神不佳，舌质红，脉数。诊为：发斑（血热型）。治以清热解毒、凉血止血。用犀角地黄汤加减，每天1剂，2天后盗汗止，尿转清，紫癜明显消退。6天后紫癜退净，皮色正常，精神转佳，舌脉正常。尿检2次均正常，于3月13日痊愈出院。

2. 肺热型

主症：前额头痛，鼻塞，流黄涕，咽痛，皮肤病变同血热型。舌红或偏红，脉数或正常。病机：热毒郁肺，血络受损。治则：清宣肺热、凉血止血。主方：自拟清肺凉血汤。

桑叶、杭白菊、浙贝母、苍耳子、牡丹皮、赤芍各9～12g，清甘草、薄荷各3g，辛夷6～9g，生地榆15～30g。

典型病例：

胡某某，男，12岁。1980年3月27日第3次入院。患过敏性紫癜，近2个月反复发作。臀部及双下肢密布红疹，无痛痒感。常有前额头痛，咽痛，鼻塞，流黄涕。无发热，咳嗽等。发病前无特殊饮食史及用药史。

入院检查：咽充血，心肺未见异常，腹软，肝脾未及。鼻腔轻度充血，分泌物多。臀及双下肢密布对称性大小不等紫癜，均高出于皮肤表现，压之不褪色。

实验室检查：白细胞 $5.0 \times 10^9/L$，血小板 $72 \times 10^9/L$。出凝血时间正常。大便潜血试验阴性。尿检正常。上颌窦 X 线片示：左侧上颌窦炎。入院诊断：①过敏性紫癜；②左侧上颌窦炎。

该病人经 2 个多月治疗无效，曾用西药醋酸泼尼松片、芦丁、维生素 C、新青Ⅱ等。亦曾用中药犀角地黄汤、归脾汤加减。4 月 8 日请钟老会诊：臀部及双下肢满布高出皮肤紫斑，色紫红，压之不褪色。上述情况 2 个月来反复发作，常有前额头痛，鼻塞，流黄涕，咽痛。由于多用激素所致面如满月，向心性肥胖，精神可。舌质红，脉数。诊为：发斑（肺热型）。治以清宣肺热、凉血止血。以清肺凉血汤加减。嘱每天服生大枣 20 枚，每日 1 剂。4 日后紫斑全部消退。4 月 22 日又出现少量紫斑，继续服用原方，2 天后又退净，直至 5 月 11 日出院。出院诊断：过敏性紫癜痊愈，上颌窦炎好转。

3. 胃肠型

主症：皮肤病变同血热型，常有恶心，纳差，上腹不适，脐及下腹作痛，大便秘结或腹泻。舌质偏红，苔黄腻，脉滑数或正常。病机：热毒郁结肠胃，损伤血络。治以清肠泄热、凉血止血。

主方：葛根黄芩黄连汤加减。

葛根 9~15g，黄芩、牡丹皮、赤芍各 9~12g，清甘草 3g，生地榆、谷麦芽各 15~30g，滑石 15~20g。

典型病例：

茹某某，男，35 岁，农民。1980 年 4 月 11 日入院。本月初发现双下肢散在红色小点，不痒，压之不褪色，约如芝麻大小，同时感脘腹不适、隐痛，4 月 9 日皮疹逐渐增多，延及臀及大腿，4 月 10 日两臂内侧出现类似皮疹之病变，并伴有低热，脐周隐痛，大便秘结，两膝关节肿痛，行走不便，而来本院门诊，经诊断为过敏性紫癜，而收入病房。

入院检查：神佳，两膝关节轻度肿痛，活动正常。心肺未见异常，腹软，肝脾未及，上腹及脐周有轻度压痛，无反跳痛，无肿块。上肢、臀及两足背密布对称性大小不等紫斑，稍高出皮肤表面，压之不褪色。

实验室检查：白细胞 $17.5 \times 10^9/L$，血小板 $238 \times 10^9/L$。出凝血时间正常。大便潜血试验阳性。尿检正常。

该病人住院 41 天后，经用激素等治疗无效，5 月 14 日请钟老会诊：该病人紫癜反复发作 1 个多月。纳谷不香，脘腹隐痛，大便时溏，已用西药激素、中药犀角地黄汤等未效。舌质红，苔黄腻。诊为：发斑（胃肠型）。治以清肠泄热、凉血止血。主方：葛根芩连汤加减，每日 1 剂。服上药以后第 2 天紫癜开始消退，1 周后退净。12 日后曾见反复，伴腹痛、便秘等消化道症状，继服药以后第 5 天已愈。

4. 肾热型

主症：皮肤病变同血热型，常伴有神疲乏力，腰腿酸软，尿赤或肉眼血尿。舌红，脉数。病机：营血耗伤，肾阴亏损。治则：清热滋肾、凉血止血。主方：知柏地黄汤加减。

知母、黄柏、茯苓、牡丹皮、泽泻各 9～12g，生地黄、白茅根、荠菜花、鹿衔草各 12～15g。

典型病例：

应某某，男，49 岁，农民。1980 年 3 月 20 日入院。3 月 5 日因胸部外伤，服云南白药，外贴伤湿止痛膏。3 月 9 日发现双下肢散在针头大小红色皮疹，不痒，经用马来酸氯苯那敏片等好转。12 日喝酒、吃鸡肉等以后，当夜四肢密布大小不等红色皮疹，仍不痒，无发热，但感腰酸，肉眼血尿。13 日来本院门诊，经检查诊为：过敏性紫癜。经用醋酸泼尼松片、马来酸氯苯那敏片等无效，于 15 日收入病房，以往无鱼、虾、蟹、蛋等食物过敏史，无感冒史，无特殊生活史，以往身健。

入院检查：四肢密布大小不等红色斑点，压之不褪色。神可。腰部有轻度叩击痛。腹软，肝脾未及。心肺未见异常。

实验室检查：白细胞 5.3×10^9/L。血小板 127×10^9/L。出凝血时间正常。尿常规示蛋白（+++），红细胞（+++），白细胞少数。颗粒管型少数，入院诊断：①为过敏性紫癜。②紫癜性肾炎。

住院 17 天，经用激素等治疗无效，而邀中医会诊：双下肢密布紫斑，压之不褪色。头晕，口燥，腰腿酸无力，尿赤，时有肉眼血尿，舌红，苔薄白，脉数。尿常规检查同入院时。诊为：发斑（肾热型）。治以清热滋肾、凉血止血。处以知柏地黄汤加减，每日 1 剂。4 月 8 日加蝉蜕 12g。4 月 13 日加参三七 3g。服中药第四天后紫癜消退，4 月 15 日尿检为：蛋白微量，红细胞 0～4，白细胞 1～3。4 月 19 日尿检正常。4 月 27 日尿检正常。一般检查无异常而痊愈出院。

此外，除上述辨证施治外，也可适当加用具有抗过敏的中草药，如蝉蜕、紫背浮萍、蚕沙等。还可结合外地经验，除胃肠型外，对迁延日久的病人，嘱每日服用生大枣 20 枚，有一定疗效。

（王明如　整理）

十七、潘澄濂案

紫　癜

治疗紫癜的经验

紫癜是临床较常见的疾病。现代医学分为过敏性紫癜和原发性血小板减少性紫癜二类。

过敏性紫癜的辨证和治疗：

一为热毒入营，络脉损伤证。治宜清营解毒、活血消瘀。药用：生地黄、茜草、赤芍、荆芥、甘草、大枣。脐腹酸痛者，去荆芥，加生白芍、延胡索；关节疼痛者，加防己、秦艽、忍冬藤。

二为除皮肤出现紫癜外，尿液检查有蛋白、红细胞、管型，这是营血耗伤，肾阴亏损证。治宜清营凉血、益肾滋阴。药用：生地黄、知母、黄柏、茜草、阿胶、山萸肉、山药、茯苓、大枣等。胃纳不香者，去阿胶，加山楂肉、生麦芽或鸡内金；气血两虚者，加黄芪、当归。

治疗过敏性紫癜，茜草是主要药物。

原发性血小板减少性紫癜的辨证和治疗：

急性期的心胃火燔，迫血妄行证：治宜清热凉血、祛瘀生新。药用：生地黄、牡丹皮、水牛角、羊蹄根、杜秋石等。出血倾向严重者，加云南白药；大便燥结者，去羊蹄根，加制大黄；妇女月经过多者，加阿胶、龙骨、生牡蛎；胃纳不佳者，加生山楂。

慢性型的气阴两虚，血失统摄证。治宜益气养血、补肾填髓。药用：红参、熟地黄、黄芪、当归、龟板、鹿角片、补骨脂、生白芍、陈皮、炙甘草。胃纳不佳，大便溏薄者，加白术、炮姜；心烦易躁，舌质红绛者，去鹿角片、熟地黄，加生地黄、麦冬、枸杞子或石斛、玄参。

[按] 急性期也可出现气阴两虚，血失统摄证，不可拘泥于新病为实热，而不敢投补。对继发性血小板减少性紫癜，首先要考虑原发病，特别是有引起弥漫性毛细血管内凝血症之可能，应以活血祛瘀为主，专持补益，亦非所宜。

（潘澄濂）

十八、张亭栋案

（紫癜）

分型论治紫癜的经验

紫癜是一个症状，系指皮肤黏膜出血，按其面积大小有瘀点、瘀斑或血肿等不同形态。临床上有很多疾病都会出现这个症状，最常见的是血小板减少性紫癜和过敏性紫癜。结合中医辨证，血小板减少性紫癜多属虚证，过敏性紫癜多属阳证、热证。当然这也不是绝对的，最重要的还是要根据病人实际病情来辨证，西医的诊断亦可作为用药时的参考。

紫癜临床上辨证可分五型论治：

1. 火热壅滞，血热妄行证

治宜清热为主，佐以止血。方用黄连解毒汤加味，药用：

黄连、黄芩、黄柏、山栀、赤芍、板蓝根、生地黄、牡丹皮、紫草、茜草、侧柏炭、仙鹤草等。

2. 邪热入营，温毒发斑证

治宜清营解毒、凉血止血。方用清瘟败毒饮或犀角地黄汤加止血剂，药用：犀角（或水牛角）、牡丹皮、赤芍、生地黄、大蓟、小蓟、藕节、茜草、白茅根、三七等。

3. 阴虚阳亢，迫血妄行证

治宜滋阴清热止血。方用大补阴丸加止血剂，药用：生地黄、黄柏、龟板、知母、茜草、侧柏炭、阿胶珠、女贞子、生甘草等。

4. 脾不统血，气血双亏证

治宜健脾益气、养血止血。方用归脾汤加减，药用：人参、黄芪、白术、茯苓、当归、龙眼肉、熟地黄、白芍、旱莲草、仙鹤草、白及、大枣。

5. 脾肾两虚，气血两亏证

治宜双补脾肾。方用人参养营汤加干姜、附子、补骨脂、菟丝子、肉苁蓉、鹿茸。

血小板减少性紫癜之缓解阶段没有大量出血，仅有少量散在出血点者，可常用大枣 50 枚，白茅根 50g，煎汤服用（大枣可吃下）。若因胃火炽盛，牙龈肿痛或出血者，应清其阳明之邪热，用白虎汤加牛膝、玄参、麦冬；过敏性紫癜之腹型常伴有腹痛，可酌情选用大枣、白芍、乳香、没药、甘草、三七等，或以木香、香附、砂仁、陈皮等调气；若有恶心呕吐者，可酌情选用半夏、竹茹、灶心土、佛手、陈皮、石斛、枳壳、川朴等；肾型合并水肿、血尿时，应按肾炎进行治疗；若水肿并有内热，血尿时，宜清热凉血，药用：丹参、阿胶、牡丹皮、麦冬、琥珀、木通、滑石、生地黄、栀子、大蓟、小蓟、三七、仙鹤草等。

（张亭栋）

十九、李英林案

（紫癜）

治疗紫癜的经验

紫癜在中医隶属"血证""发斑"范畴。根据临床病例观察，本病病因病机主要为血热妄行、气虚不能摄血和瘀血阻络。

1. 血热妄行是出血最常见的病因病机。《景岳全书·血证门》云："动者多由于火，火盛则逼血妄行。"临床上最常见的紫癜出血倾向，多由血热引起。血热包括血分实热和阴虚发热。血分实热的主要表现是：起病急骤，身热面赤，心烦急躁，肌肤大片紫斑，以肢端为多，常伴有鼻衄，牙龈出血，甚则尿血、便血，一般以上部出血为主，舌红苔黄，脉象滑数。出血严重，部位广泛的，多为急性血小板减少性紫癜；紫癜突起，片片紫斑，新旧交替，下肢多于上肢，多为过敏性紫癜。血热妄行引起的出血，治疗应着重凉血清热以止血，首选方剂是犀角地黄汤加减。常用的处方：广角10g，生地黄20g，牡丹皮10g，赤白芍各10g，鸡血藤30g，紫草12g，侧柏叶12g，藕节20g，白茅根20g，水煎服。如紫癜突起，伴有发热，恶寒，头痛，身痛，为风热之邪入血，可酌加蝉蜕、白鲜皮、地肤子等除风祛湿药物。尽管患者因血热妄行，出血严重，处方原则仍应重视凉血清热，结合止血药物。《血证论》载："血止之后，其离经而未吐者，是为瘀血"，并提出"止血为第一要法，消瘀为第二法"。大量出血之后，必然发生瘀血，应加少量活血化瘀药物，以避免血不循经而进一步加重出血。故处方中用赤芍、牡丹皮、鸡血藤，在临床每可取得较好疗效。

阴虚发热也可致迫血妄行，引起出血，与血分实热不同的是阴虚生内热，血热是由于阴虚所致。故阴虚发热出血有三方面表现：一是出血，紫癜散在，反复发作，常有轻度鼻衄，齿龈出血；一是发热，下午低热，颧红，五心烦热等；一是阴虚，如腰膝酸软，头晕，耳鸣，口干，咽干，盗汗，舌尖红或有红点，脉象细数。阴虚发热引起的出血，多见于慢性血小板减少性紫癜的男性患者。治疗应着重于滋阴清热、凉血止血。常用的处方：生熟地黄各10g，牡丹皮10g，女贞子10g，旱莲草12g，枸杞子10g，阿胶10g（烊化），赤白芍各10g，鸡血藤30g，茜草10g，藕节10g，水煎服。内热明显，加地骨皮10g，盐知柏各10g。

2. 气虚不能摄血也能引起较为广泛的出血，如皮肤紫斑，鼻衄，便血，月经过多，血色稀淡，大多以下部出血为主。伴有一系列气虚症状，如全身乏力，头晕心悸，舌淡，舌体胖大，脉细弱等。这一类型多见于慢性血小板减少性紫癜的女性患者，治疗应以益气摄血为主。为加速止血，在处方中常同时加入收敛、祛瘀止血药物，取其养血，祛瘀以生新，从而达到既止血又生血的目的。常用的处方：炙黄芪20g，人参（或党参）15g，炒白术10g，当归10g，白芍10g，阿胶10g（烊化），血余炭10g，陈皮炭10g，煅龙牡各30g（先煎），鸡血藤30g，三七粉3g（分吞），水煎服。

3. 瘀血阻络，致血不循经，亦可引起紫癜或加重出血。

其特征是皮肤或深部肌肉血肿，大片瘀斑，肢疼，腹痛，或吐血，便血，血色紫暗，月经有血块，舌色紫暗，或有瘀斑，瘀点，脉涩或弦。气为血帅，气行则血行，气滞则血凝。瘀血多由气虚或气滞所致，也有因月经之血不能归经引起。治疗应以活血化瘀、祛瘀生新为主，配合益气、理气或益气理气并用，以助活血。常用的处方：三七粉3g（分吞），当归10g，赤芍15g，丹参12g，牡丹皮12g，鸡血藤30g，益母草12g，蒲黄10g，五灵脂10g（包），桃仁10g，红花10g，香附10g，水煎服。

（李英林）

二十、沈仲圭案

紫　癜

治疗紫斑的常用效方

紫斑，常发于四肢皮下，或为瘀点、瘀斑，或状如葡萄成片而发。似属现代医学的原发性血小板减少性紫癜、过敏性紫癜、血友病、血管性紫癜等病。

祖国医学认为，紫斑病因病机为热毒内伏营血，迫血妄行；或因胃热炽盛，波及营血；亦有心脾两虚，统摄乏权；阴虚火旺，扰动血络等。热毒内伏营血、胃热炽盛者，多见于急性实证；心脾两虚、阴虚火旺者，以慢性虚证为多。临床随证选用下方，每收佳效。

1. 消红汤

主治：阴虚火旺，紫斑显现。

组成：玄参、麦冬、生地黄、当归各30g，升麻、生甘草各3g，葛根、天花粉各6g，水煎服。

张景岳云："衄血虽多由火，而推阴虚者为尤多……当专以补阴为主，自当兼而清之，以治其标。"本方用玄参、麦冬、生地黄养阴凉血，当归养血活血，葛根、花粉生津养胃，升麻、生甘草宣郁泻火。此方以补阴以制火，凉血以化斑，但散而不寒，和而不战，自然郁宣而热减，水旺而燥除，何斑之不尽消哉！

2. 治紫斑牙宣方

主治：胃热涉及营血，遍身紫斑，牙龈出血，腐臭气秽。

组成：玄参、竹叶各9g，鲜生地黄30g，牡丹皮、赤芍、连翘、郁金、荆芥、白僵蚕各6g，金银花、大青叶各12g，犀角1.5g，人中黄4.5g，水煎服。

本方用玄参、竹叶、金银花、连翘、大青叶清心散结，清热凉血；犀角、鲜生地黄、人中黄凉血解毒化斑；牡丹皮、赤芍凉血活血；郁金理气和血；荆芥、白僵蚕清血中风热。此方系犀角地黄汤加味，乃清解阳明法。

3. 三黄解毒汤

主治：热毒炽盛，面赤脉洪，紫斑迭现，口渴烦躁。

组成：生石膏45g，黄芩、黄连、黄柏、麻黄各21g，淡豆豉2合，栀子30个。为粗末，每服30g，加葱白3根，水煎服。

本方用三黄合栀子泻火清热；石膏清热除烦，解肌化斑；麻黄、豆豉升散郁火。此方三焦俱清，主在阳明，为针对三焦大热的化斑之要方。

[按] 吕田《温热条辨》列本方为表里三焦大热之清剂。去麻黄，加白僵蚕、薄荷、蝉蜕、知母，名为增损三黄石膏

汤。如此增减，较原方更进一步。

4. 治血小板减少性紫癜方

主治：面色萎黄，精神萎顿，紫斑时隐时现，乏力，头晕，纳少，气血同病之证。

组成：人参、黄芪、白芍、当归、鹿角胶、阿胶各 6g，炙甘草 3g，血余炭、小蓟炭各 9g，白茅根、熟地黄、莲房炭各 12g。水煎服。

本方用人参、黄芪、炙甘草益气健脾以摄血；当归、白芍、熟地黄养血补血和血；茅根、小蓟、莲房炭、血余炭凉血清血而止血；鹿角胶、阿胶皆血肉有情之品，填精益髓，补血止血。此方气血兼顾，补血止血，为治慢性血小板减少性紫癜之良方。

5. 升阳散火凉血消瘀法

主治：各种紫癜。

组成：升麻、当归各 4.5g，生地黄 15g，鳖甲（先煎）、玄参各 30g，紫草 21g，仙鹤草 24g。水煎服。

本方用升麻宣解郁火，生地黄、玄参、紫草凉血清热，当归、鳖甲养血消瘀，仙鹤草止血化斑。此方止血化斑、升阳散火，为治紫癜之妙方。

6. 治血管性紫癜方

主治：营分积热，内火相煽，络损血溢，紫癜时现。

组成：紫草根 30g，地肤子、槐花各 12g，大枣 24g。水煎服。

本方用紫草根凉血而化斑，地肤子祛风湿而清热，槐花凉血止血，大枣甘润养脾。此方乃北京医学院附属医院之经验方，无论色素性紫癜、过敏性紫癜，均有显效。此方药简捷，组方缜密，故录备参考。

7. 疏风清热化斑法

主治：风热客于营血，络损而现紫癜，脉浮弦而数，舌红少津，身热。

组成：荆芥、防风、槐花、枯芩各 6g，蜈蚣 1 条，白蒺藜、连翘、防己各 9g，知母、天花粉各 12g，丹参、牡丹皮各 4.5g。水煎服。

本方用荆芥、防风、槐花、蜈蚣、白蒺藜疏风清热，连翘、防己、牡丹皮、丹参凉血散结化瘀，黄芩泻火清肺。沈老师曾用此方治愈陈孩之过敏性紫癜。其症因食用黄鳝而发，遍身瘀点，身热口渴。初发时曾服激素，愈后食鳝鱼又发。改服此方，仅 2 剂即愈，如今 3 年，未见复发。

（沈仲圭）

二十一、周霭祥案

（紫癜）

治疗紫癜的经验

紫癜，属祖国医学"血证"范畴。一般说来，紫癜早期多属血热实证，治当清热解毒，凉血止血；迁延过程常见阴虚火旺之证，治当滋阴降火止血；经久不愈的慢性患者，多因正虚不能摄血，治当补虚；虚实夹杂者，治当虚实兼顾。但血小板减少性紫癜和过敏性紫癜，两者证治又有区别，今分述于下：

血小板减少性紫癜常分四型论治。

1. 血分实热型

多由热毒入血，迫血伤络所致。此型起病急骤，证候除紫癜外，常有发热，口渴，尿黄，便秘，舌苔黄，脉数有力。治宜清热解毒、凉血止血。方用犀角地黄汤加味。犀角可用广牛角或水牛角代，水牛角可用 20g，先煎 20 分钟，再下其他药。清热解毒药加用金银花、连翘；凉血止血药用白茅根、侧柏叶、旱莲草、茜草，剂量宜大，常用 20～30g。

2. 阴虚血热型

多为久病伤阴，内热由生，迫血伤络所致。证候除紫癜外，尚有口燥咽干，手脚心热，盗汗，舌红少苔，脉细数。治宜滋阴清热、凉血止血。方用三甲复脉汤合茜根散加减，凉血止血药同上。

3. 脾气虚寒型

因久病脾气亏虚，不能统摄血液；或阴损及阳，血寒不与气俱行所致。证候除紫癜外，尚有气短乏力，食欲不振，腹胀便秘，恶寒肢冷，苔白舌胖，边有齿痕，脉细无力。寒象不重者，方用归脾汤加减，止血药宜用藕节、仙鹤草、紫珠草之类，剂量常用 20～30g；虚寒重者，可用温养下元法，加鹿角胶、巴戟天、杜仲、炮姜炭脾肾双补，还可以加灶心土温经止血。

4. 瘀血型

症见紫癜色暗青紫，毛发枯黄无泽，面色黧黯，下眼睑青黯，脉细或涩，可用化瘀止血法。药用当归、赤芍、丹参、鸡血藤、益母草、血余炭、景天三七、蒲黄炭、花蕊石，水煎服。三七粉，适量冲服。还可根据阴虚、气虚、肾虚辨证增加药味。

过敏性紫癜：发病原因多与风热有关。

急性型者常用祛风清热、凉血止血法，可用防风、蝉蜕、地龙、白鲜皮、地肤子等祛风；金银花、连翘、蒲公英、紫花地丁等清热解毒；凉血止血药同前。有咽痛者，加牛蒡子、马勃解毒利咽；腹痛便血者，加白芍、甘草、广木香、地榆炭、槐花炭柔肝理气止血；关节肿痛者，加独活、防己、薏苡仁、威灵仙祛风除湿。急性型者，也可用麻黄连翘赤小豆汤加味。

慢性型者，多有脾虚气弱，可用归脾汤健脾益气，稍加祛风药以祛余邪。根据"治风先治血，血行风自灭"之理，适当加用活血化瘀药。此外，凉血止血药、收敛止血药均可应用。

[**按**] 治疗各类紫癜，在辨证施治汤药中可加大甘草剂量，从20g开始，逐渐加量，最多用100g，用药过程中注意如有水肿、高血压及低血钾出现，须减量或停药，并对症治疗，副作用可以消除。大剂量水牛角粉或片，每次 20～30g，先煎，再入其他药，各类紫癜均可使用。

生活上，紫癜病人休息很重要，劳累或活动过多可使紫癜加重，忌食辛辣，不饮酒。过敏性紫癜病人忌食鱼、虾、葱等发物。

（周霭祥）

二十二、马莲湘　吴康健案

紫癜

紫癜的辨证施治经验
紫癜是指皮肤、黏膜、关节、内脏出血为特征的出血性疾病，常见皮下瘀点、瘀斑，压之不褪色，故名紫癜。属祖国医学"肌衄"范畴，包括现代医学的过敏性紫癜和原发性血小板减少性紫癜。

引起紫癜的原因大致可分为：①感受风热或湿热之邪。②脏腑气血亏损，或脾虚不能摄血，或是阴虚火旺。③热毒内伏，以致化火动血所致。

本病早期，属热、属实为多；迁延反复发作，属气虚、阴虚为多。实证和虚证虽各有不同的病因病理，但在疾病发展过程中是可以转化的。

临床辨证分型与治疗：

1. 风热型

症见发热，微恶风寒，面部微浮，紫癜下肢为甚，伴瘙痒，舌苔薄黄，脉浮数或有关节肿痛。或腹痛，便血。治以祛风清热、凉血止血。方用连翘败毒散加减，药用：黑荆芥、炒防风、大力子、金银花、连翘、牡丹皮、赤芍、生地黄、蝉蜕，水煎服。若皮肤瘙痒甚者，酌加地肤子、杜赤豆；伴有关节肿痛者，酌加防己、车前子；若腹痛、便血者，酌加地榆炭、广木香。

2. 湿热型

症见紫癜以四肢为多，肌酸乏力，小便短赤，舌苔薄腻或微黄。治以清热化湿。方用导赤散加减，药用：生地黄、竹叶、木通、滑石、甘草、白茅根、黄柏，水煎服。

上述两型，若表证已解，湿热渐清，紫癜消失，唯有镜检血尿，可选用生地黄炭、鲜茅根、大蓟、小蓟、茯苓、旱莲草、藕节炭、连翘、淡豆豉等凉血止血药；若病久脾气已虚，见有面黄，乏力等症，宜扶脾止血，可选用孩儿参、白术、淮山药、荠菜花、仙鹤草、大枣。

3. 热毒型

发病急骤，壮热不退，皮肤瘀点或瘀斑成片，颜色深紫，面赤心烦，舌苔黄腻，舌红，脉滑数。可伴有衄血、尿血、腹痛、便血等。治以清热凉血解毒。方用犀角地黄汤加减，药用：犀角（可用水牛角代）、生地黄、生白芍、牡丹皮、玄参、黄芩、阿胶、紫草，水煎服。热重者，酌加金银花、连翘；鼻衄者，加鲜茅根、侧柏叶；腹痛便血者，酌加蒲黄炭、煨木香、地榆炭、荆芥炭；血尿者，酌加大蓟、小蓟、旱莲草；兼见口渴喜冷饮汗出，脉洪大之胃热亢盛者，可加用白虎汤；如兼烦躁便秘，舌苔黄燥，脉沉实之阳明腑实证，可选用生大黄、黄连、黄芩；若出血量多，脉象微细，面色苍白，四肢厥冷，冷汗淋漓等阳虚欲脱者，可急服独参汤以益气固表。

4. 气血亏损型

疾病反复发作，瘀点或瘀斑色较淡，面色不华，神疲乏力，头晕心悸，唇舌淡红，脉细软。或腹隐痛，大便潜血试验阳性，治以补气摄血。方用归脾汤加减，药用：潞党参、炒白术、熟地黄、炙黄芪、当归、炒白芍、旱莲草、甘草，水煎服。若有血尿者，加阿胶或乌梅炭、血余炭；若便血者，可酌加煨木香、地榆炭，重者酌加云南白药；若病程日久，紫斑色淡，面色白，肢冷便溏，舌质淡胖，脉沉细无力者，为脾肾虚寒，可酌加肉苁蓉、熟附子等。

5. 阴虚火旺型

皮肤紫癜时发时止，头晕耳鸣，低热盗汗，手足心热，颧红，舌红少津，脉象细数。治以滋阴降火、凉血止血。方用大补阴丸加减，药用：生熟地黄、制首乌、知母、龟板、麦冬、茜草炭、黄柏、阿胶，水煎服。若盗汗者，酌加牡蛎、大枣；低热，手足心热者，酌加地骨皮、陈青蒿子、胡黄连、银柴

90

胡、炙鳖甲；头晕重者，酌加珍珠母、熟女贞子、旱莲草。

6. 气滞血瘀型

紫癜紫暗，腹痛较剧，舌有紫点，脉弦细，伴有恶心呕吐，或关节肿痛。治以活血化瘀、凉血止痛。方用失笑散合犀角地黄汤加减，药用：蒲黄炭、五灵脂、生地黄、芍药、牡丹皮，水煎服。腹痛剧烈者，酌加制乳没；关节肿痛者，酌加牛膝、防己；若见出血后，瘀血内阻，症见瘀斑或血肿严重，舌色瘀紫，且出血难止者，可选用三七粉或云南白药，或酌加桃仁、红花等活血祛瘀之品。

典型病例：

【例一】姚某某，男，2岁。1975年4月2日初诊。患者发热咳嗽，体温39.5℃，下肢乌青块较多，伴有鼻衄。舌苔薄黄，指纹紫。血小板 22×10^9/L。治宜疏风清热、凉血止血。处方：冬桑叶、甘菊、连翘、焦山栀、牡丹皮各6g，蝉蜕3g，金银花、大力子各9g，鲜芦根30g，3剂。

二诊：4月5日。发热渐退，体温39℃，下肢乌青块减少，略有鼻衄，咳嗽亦轻，面色不华。苔薄质红，指纹紫。血小板 55×10^9/L。处方：金银花、连翘、生白芍、紫草各6g，大生地黄15g，牡蛎12g，牡丹皮3g，大枣5枚，3剂。

三诊：4月8日。发热咳嗽已无，鼻衄已止，未见新的乌青块，面色转华，胃纳欠佳。苔薄质淡红，指纹淡红。血小板 80×10^9/L。治宜扶脾助消化。处方：太子参、羊蹄根各15g，焦白术、仙鹤草、谷麦芽各10g，炒白芍6g，炙甘草3g，大枣10枚，7剂。

四诊：4月15日。血小板上升至 120×10^9/L。面色已华，食欲亦佳，舌苔薄润，拟归脾汤化裁巩固。

【例二】宋某，女，15岁。1978年3月21日初诊。血小

板 $16 \times 10^9/L$。面色萎黄，形体瘦弱。近来下肢乌青块多处出现，有时鼻衄，胃纳不振。舌苔薄白，脉细软。治宜健脾补血、益气摄血。处方：炒白术、炒白芍、生熟地黄、茯苓、仙鹤草，阿胶（烊化）、当归、山萸肉各9g，川芎、炙甘草各6g，党参12g，7剂。

二诊：4月5日。上方服后，血小板升至 $24 \times 10^9/L$，仍有乌青块出现，脉舌如前，以健脾补气摄血为主。处方：潞党参、淮山药、叶参、仙鹤草各12g，生熟地黄、炒白芍、山萸肉、炒白术、当归、龟甲胶（后下）各9g，甘草6g，7剂。

三诊：4月14日。血小板 $45 \times 10^9/L$，下肢乌青块已消退，食欲好转，脉象细滑，舌苔薄黄，仍宗前法。处方：潞党参、丹参、生薏苡仁、炒淮山药各12g，生熟地黄、炒白术、茯苓、山萸肉、炒白芍、当归、仙鹤草各9g，炙甘草6g，大枣30g，7剂。

四诊：5月16日。紫癜及鼻衄均未出现，精神面色均见好转，脉细滑，苔薄。血小板 $46 \times 10^9/L$，仍宗前法。处方：炒白术、当归、丹参、淮山药、生地黄、紫草、旱莲草各9g，仙鹤草12g，炙甘草6g，大枣30g，服7剂后，血小板升至 $65 \times 10^9/L$，诸症消失，仍宗前法巩固治疗。

（马莲湘吴康健）

（从钟一棠案到马莲湘吴康健案选自：程爵棠. 当代名医临证治验实录［M］. 北京：学苑出版社，2014.1：144 - 155.）

二十三、马建国案

过敏性紫癜

【例一】刘某，女，20岁，2004年3月2日初诊。

双下肢发生较密集的高粱粒至黄豆大小紫红色皮疹，并觉小腿肌肤有灼热感6日，皮疹处玻片压之不褪色，口渴，大便略干，小便色黄，无腹痛、关节痛，舌质红，苔黄，脉数。实验室检查：血常规、尿常规、出凝血时间均属正常。

诊断：过敏性紫癜。

辨证：血热内蕴，灼伤脉络，瘀滞皮下。

治则：凉血清热，止血活血。

处方：生地黄30g，牡丹皮10g，赤芍12g，紫草10g，黄芩10g，知母12g，大黄10g，滑石10g，茜草30g，丹参15g，牛膝10g，地榆炭10g，蒲黄炭10g，甘草6g，水煎服，每日1剂。嘱其忌食辛辣之物，多休息。

二诊：服药4剂后，疹色由紫红明显转淡，部分开始消退，未见新疹再现，皮肤灼热感大减，口已不渴，二便正常，原方去大黄、知母，生地黄减为15g，续服8剂。

三诊：皮损全消，肤色正常，诸症治愈。

[按]本例为血热内蕴，灼伤脉络，瘀滞皮下所发紫癜。所以取生地黄、牡丹皮、赤芍、紫草、茜草、丹参、牛膝清热凉血，活血化瘀；蒲黄炭、地榆炭凉血止血；因口渴，小便黄，大便干，取知母、大黄、滑石清热并导热下行。全方使热

清血活络通，紫癜消退。

【例二】宋某，男，67岁，2003年4月7日初诊。

2002年7月因食管癌手术后，身体状况一直比较虚弱。近月来双下肢发生较密集针尖至粟粒、黄豆粒大紫红色斑疹，按之不褪色，四肢乏力，面色萎黄，纳差。舌质淡，苔薄，脉弱无力。

诊断：过敏性紫癜。

辨证：气血俱虚，统摄无权，血不循经，溢于脉外，瘀滞皮下。

治则：补益气血固摄，化瘀消斑。

处方：党参30g，白术12g，茯苓12g，当归15g，白芍30g，熟地黄30g，阿胶10g（烊化），黄芪30g，丹参20g，红花9g，茜草30g，地榆炭10g，蒲黄炭10g，水煎服，每日1剂。

二诊：服药7剂后，紫癜大部分消退。纳食已增，面色略转红润，精神振作，肢体已明显有力，余症俱轻。原方党参、白芍、熟地黄、黄芪减为20g，白术、茯苓减为10g，续服8剂后紫癜全消，治愈。3个月后随访未发。

[按] 本例因食管癌手术后，体质虚弱，除下肢出现紫红色皮疹外，并具四肢乏力，而色萎黄，纳差等症状。辨为气血虚弱，统摄无权，血不循经，溢于脉外，瘀滞于皮下所发。因而取党参、白术、茯苓、黄芪益气摄血，当归、白芍、熟地黄、阿胶补血，丹参、茜草、红花、地榆炭、蒲黄炭活血化瘀止血。全方使气血俱充，瘀血消散，紫癜消退。

【例三】周某，女，17岁，2002年9月14日初诊。

双小腿、大腿处起密集的针尖至绿豆、黄豆粒大紫红色皮疹，玻片压之不褪色半月余。某院诊为过敏性紫癜，予西药常规疗法内服，皮疹消退较慢。无腹痛、关节痛，肢体有力，无口渴咽干，二便正常，纳食可。舌质淡，苔薄，脉浮。化验血常规、尿常规、出凝血时间均属正常。

诊断：过敏性紫癜（单纯型）。

辨证：血不循经，瘀于皮下。

治则：活血化瘀，止血消斑。

处方：当归 10g，赤芍 12g，红花 10g，牛膝 10g，丹参 15g，茜草 20g，地榆炭 10g，蒲黄炭 10g，桃仁 10g，水煎服，每日 1 剂。

二诊：服药 6 剂后紫癜大部分消退，未见新的斑疹再现，效不更方，续服 5 剂后，紫癜全消告愈。

［按］本例无腹痛、关节痛，化验血尿常规均属正常范围，诊为单纯型过敏性紫癜。予当归、赤芍、红花、牛膝、丹参、茜草、桃仁活血化瘀，配合地榆炭、蒲黄炭止血，使瘀散血活，紫癜消退。

【例四】朱某，男，16 岁，2005 年 1 月 9 日初诊。

双下肢、臀部、腹部发生较密集的绿豆至高粱粒大小紫红色皮疹，玻片压之不褪色半月。其间内服外用药（不详），获效不显，皮疹仍反复再现。近几日来腹痛剧烈，伴大便干结，小便色黄，口苦口渴。舌质红，苔黄燥，脉滑数。实验室检查：血小板计数、凝血酶源时间、血常规、尿十项等属正常范围。

诊断：过敏性紫癜（腹型）。

辨证：胃肠热盛，灼伤血络，瘀滞皮下。

治则：清泻胃肠之热，活血化瘀止血。

处方：生地黄 30g，牡丹皮 10g，黄连 10g，黄芩 10g，石膏 10g，知母 12g，天花粉 10g，大黄 10g（后入），芒硝 10g

（后入），茜草 30g，牛膝 10g，丹参 15g，当归 9g，地榆炭 10g，蒲黄炭 10g，竹叶 9g，水煎服，每日 1 剂。忌食辛辣之物，多休息，多食蔬菜水果。

二诊：服药 4 剂后，泻下燥便，小便不黄，口苦、口渴、腹痛症状皆轻，紫癜开始消退，但纳食不香，并有轻微腹胀感。上方去大黄、芒硝、石膏，加砂仁 9g（后下），厚朴 6g，陈皮 6g，续服 6 剂。

三诊：紫癜已大部分消退，腹痛、腹胀症状消失，口苦口渴症状已无，纳食增加。方中去砂仁、厚朴、知母、黄连，入赤芍 12g，仙鹤草 15g，续服 6 剂。

四诊：紫癜全部消退，诸症皆愈，不需服药。

［**按**］本例除紫红色皮损按之不褪色外，具口苦口渴，腹痛，溲黄便干症状，据症辨属胃肠热盛，灼伤血络，瘀滞于皮下所发。取生地黄、牡丹皮、黄连、黄芩、石膏、知母、大黄、芒硝、竹叶清泻胃肠之热，茜草、牛膝、丹参、当归活血化瘀，地榆炭、蒲黄炭止血。诸药互用，共奏清热活血化瘀，止血功效，使皮疹得以消退。

【例五】孔某，男，54 岁，2004 年 11 月 7 日初诊。

双小腿发生较密集的高粱粒至黄豆大小紫红色皮疹，不高出皮肤表面，按之不褪色，反复而发 2 个月余。其间曾住院治疗，用西药注射、内服（不详），皮疹仍不断再现，无腹痛、关节痛，腰膝酸软，肢体乏力。舌质红，苔薄黄，脉数。实验室检查：血常规、出凝血时间均正常。小便色黄，蛋白（＋＋）。

诊断：过敏性紫癜（肾型）。

治则：益肾，清湿热，活血化瘀止血。

处方：茯苓 12g，山药 15g，泽泻 10g，牡丹皮 10g，车前

子 10g（包），白茅根 30g，滑石 10g（包），茜草 30g，仙鹤草
15g，丹参 20g，黄柏 10g，地榆炭 10g，蒲黄炭 10g，水煎服，
每日 1 剂。嘱其多休息，忌食辛辣之物。

二诊：服药 12 剂后，紫红色斑疹大部分消退，未见新的
皮损出现，小便色已正常。尿十项示蛋白（±），余症俱轻，
上方去滑石、牡丹皮，续服 10 剂。

三诊：紫癜性皮疹全消，恢复正常肤色，化验尿蛋白消
失。为巩固疗效，又单服活血化瘀药物：丹参 15g，茜草 20g，
水煎代茶饮 10 日。3 个月后随访未发。

[按] 过敏性紫癜是由于血管壁渗透性、脆性增高而发
病，病因比较复杂。本例诊为肾型紫癜，取茯苓、山药、牡丹
皮、泽泻、车前子、白茅根、滑石等益肾，清湿热；茜草、丹
参活血逐瘀；仙鹤草、地榆炭、蒲黄炭止血。全方使紫癜得以
消散，诸症消失。

毛细血管扩张性环状紫癜

白某，男，31 岁，2005 年 5 月 10 日初诊。

双小腿处发生十余块约 1～2cm² 大小环状斑片，呈黄褐
色，相互融合，边缘明显，无自觉症状半年余。

诊断：毛细血管扩张性环状紫癜。

治则：活血化瘀消斑。

处方：丹参 15g，赤芍 12g，当归 10g，牛膝 10g，红花
10g，蒲黄 10g，水煎服，每日 1 剂。

上方服 30 剂后，皮损全消。

[按] 本病是一种色素性紫癜性皮肤病，是慢性出血性毛
细血管炎，青年人多见，惯发于下肢，皮疹持续时间较长，消
退较慢。据症辨属瘀血阻滞，外溢脉络所致。方以丹参、赤

芍、当归、红花活血化瘀；牛膝除具活血功效外，且可引药下行；酌入蒲黄一味止血。全方使瘀血得以消散，环状紫癜消退。有些患者发病与剧烈运动劳累有关，所以治疗期间或治愈一个时期，应尽量多休息，少做剧烈运动，忌食辛辣之物，以免影响疗效或复发。

（选自：马建国. 马建国皮肤科验案［M］. 北京：中医古籍出版社，2007.5：73-78.）

下 篇

紫癜诊治研究

一、中医治疗过敏性紫癜 15 例疗效观察

江苏省中医研究所

儿科　诸惜勤

南京中医学院附院

过敏性紫癜是一种毛细血管的变态反应性疾病。以皮肤紫斑、关节肿痛、腹痛、肾损害为主要症状。近年来我们采用中医清热凉血活血法治疗，取得一定疗效。现总结报道如下：

临床资料

一、一般情况

15 例中，男 6 例，女 9 例。发病年龄最小 2 岁，最大 11 岁，6 岁 2 例，7 岁 2 例，9 岁 1 例，10 岁 4 例。

二、临床症状

15 例皮肤均见紫斑，其中伴有关节肿胀者 4 例，伴有腹痛呕吐等消化道者症状 3 例，2 例伴有肾损害（1 例见有血尿，1 例见有血尿和蛋白尿，且出现氮质血症和高血压），15 例血小板计数均在正常范围。

三、治疗方法

（一）处方

丹参 15g，紫草 10g，大青叶 15g，牡丹皮 10g，赤芍 10g，

生地黄 10g，水煎服，每日 1 剂。

（二）加减

1. 关节肿胀疼痛者，加虎杖、牛膝。

2. 皮肤瘙痒反复发作者，加地肤子、蝉蜕。

3. 便血者，加地榆炭、槐花炭、仙鹤草。

4. 尿血明显者，加大蓟、小蓟、黄柏、旱莲草。

5. 伴有面黄、乏力、头晕、心悸者，加党参、黄芪、白术等。

四、疗效判断及结果

（一）疗效标准

1. 痊愈：服药后临床症状全部消失。

2. 好转：服药后临床症状见改善。

3. 无效：服药后临床症状未见改善。

（二）治疗结果

本组 15 例中治愈 9 例，好转 4 例，无效 2 例（服药二周后症状未见改善而加用西药醋酸泼尼松片治疗），一般服药 7～14 天见效。痊愈病人最少服药 6 天，最长服药 60 天，一般服药 10－25 天。

五、典型病例

陈某，男，9 岁，住院号 38911。因紫癜反复发作一周住院，右上肢及双下肢紫癜反复发作，曾外用醋酸泼尼松片、马来酸氯苯那敏片、维生素 P 等治疗，症状未见好转。查体：右上肢腕关节肿痛，见有暗红色紫斑，双下肢见密集红色新鲜瘀点。苔微黄腻，质偏红。证属血分有热，迫血妄行，瘀积于肌肤。治以清热、活血、凉血。拟方：丹参、紫草、赤芍、牡丹皮、生地黄、牛膝。服用 3 剂后紫癜见隐退，再服 3 剂，皮肤紫癜全退，腕关节肿痛消失。在院继续观察服药一周，紫癜未见再发而出院。

讨论

紫癜属于祖国医学"发斑"和"血证"范畴。其发病机理，乃系平素禀性不耐，感受病邪后而致机体的常态失衡，或感受热邪，中于经络，迫血妄行而溢于肌肤，或感受寒邪而阻滞于经脉使血运不畅。经脉不和而凝聚不通，或是脾气素虚，不能统血使之外溢而成瘀证。

一般认为紫癜系血热妄行，常用凉血止血法治疗。近年来认为紫癜也属"血瘀"范畴。临床除见皮肤紫癜外，可见各质青紫、瘀点、瘀斑、关节疼痛、腹疼等血瘀见症，故采用活血化瘀法治疗。活血化瘀法是祖国医学一个独特的治疗法则，清代唐容川说"……凡离经之血，与荣养周身之血，已暌绝不合……此血在身，不能加于好血，而反阻新血之化机，故凡血证，总以祛瘀为要。"指出了活血化瘀，应放在治疗血证的首位。此"离经之血"不仅阻碍了新血的化生，且加重了经脉阻滞而使出血不易停止，故治血必须先治瘀。

紫癜发生的原因虽多，但主要是由于毛细血管脆性增加，使血液外渗所致。近代实验研究认为活血化瘀药有降低毛细血管通透性，减少炎症渗出的作用。上海第一医学院朱光斗等经紫癜患者毛细血管脆性试验测定，治疗前多数有毛细血管脆性增加，经活血凉血药治疗后，随着皮肤紫癜的消失，毛细血管脆性试验亦相应改善。这说明了活血凉血药有增强毛细血管张力，减低毛细血管脆性的作用。山西省中研所以清热解毒，活血化瘀药组成益肾汤治疗慢性肾炎，获得显效。该方对注射马血清引起的豚鼠膝关节腔变态反应有明显得抑制作用。疼痛是血瘀的一个重要症状，血瘀，血脉不通，会引起内脏及肢体疼痛，这就是"不通则痛"，通过活血化瘀可达到"通则不痛"，

103

实验研究已知丹参具有明显的镇静止痛作用。

我们应用丹参、紫草、生地黄、牡丹皮、赤芍、大青叶治疗紫癜。丹参能活血散瘀、镇静止痛，可治瘀血腹疼、骨节疼痛、风湿痹痛。紫草活血凉血、活血散瘀。现代药理认为赤芍主要成分有赤芍苷等，除收敛作用外，还具有镇痛、镇静作用，尤其对缓解肠痉挛引起的腹痛有镇痛、镇静作用。牡丹皮能清热凉血散瘀，主治血热妄行斑疹瘀血。生地黄能清热凉血散瘀。大青叶能清热泻火、凉血解毒、散瘀。

综上所述，本方具有清热、凉血、祛瘀、镇静止痛、消肿的作用。用本方治疗紫斑，具有一定疗效，且无不良反应和副作用。

参考文献

［1］（清）唐容川. 血证论［M］上海：上海人民出版社，1977：86.

［2］王明如. 钟一堂老中医对过敏性紫癜的辨证施治［J］. 浙江中医学院学报，1981（02）：29～31.

［3］潘澄濂，张亭栋，李英林，周霭详等. 紫癜证治［J］. 中医杂志，1985（9）：9～12.

［4］沈仲圭. 紫斑（紫癜、肌衄）［J］. 辽宁中医药杂志，1983（28）：48.

［5］马莲湘，吴康健. 紫癜证的辨证施治［J］. 浙江中医学院学报，1981（03）：18～19.

［6］诸惜勤. 清热凉血活血法治疗小儿过敏性紫癜15例［J］. 广西中医药，1985（01）：23～24.

二、活血化瘀治疗过敏性紫癜 49 例疗效观察

江苏中医佘菊英

过敏性紫癜是较为常见的一种微血管变态反应性出血性疾病，属于祖国医学"发斑"范畴。临床特点为皮肤出现瘀点，瘀斑或黏膜出血，好发于青少年。笔者自 1980 年~1990 年以来，用活血化瘀法治疗本病 49 例，效果较为满意，现简介如下：

临床资料

一、一般情况

本组 49 例中男性 19 例，女性 30 例。年龄 15 ~ 25 岁 33 例，26 ~ 47 岁 16 例。病程最短 3 天，最长 12 年。

二、治疗方法

（一）辨证分型及治疗原则

1. 血热型

证见大面积瘀点、瘀斑，色江稍高出皮面，有时可融合成片，甚至可见血疱，局部发热、瘙痒，精神疲乏，口干咽痛，身热心烦，小溲黄赤。舌质红，苔薄黄，脉细数。

治则：清热凉营，活血散风。

处方：紫丹参、鲜生地黄、牡丹皮各 20g，当归尾、桃仁、小川芎、赤芍、五加皮、威灵仙各 15g，荆芥、忍冬藤、陈皮各 10g，蝉蜕、六一散（包）各 6g。

2. 寒凝脉滞型

症见紫癜色暗呈瘀点状分布，遇寒则甚，面色灰暗，畏

寒，神疲乏力，四肢欠温，小溲清长。舌边尖呈紫夹瘀斑点、苔薄白，脉迟缓。

治则：温经散寒，活血化瘀。

药物：制附子、川桂枝、肉桂、桃仁、当归尾、炙绵芪各15g，小川芎、红花、独活各8g，制香附、陈皮、干姜、五加皮、威灵仙各10g。

3. 脾虚血亏型

症见病程较长，经常复发，瘀点呈淡紫暗色，伴见面色萎黄或白无华，纳谷不馨，气短懒言，神疲乏力，大便溏软。舌淡体胖或边有齿痕，苔薄白，脉细弱。

治则：健脾益气，养血止血。

药物：潞党参、炙绵芪各30g，全当归、云茯苓、焦白术、炒扁豆各20g，小川芎、陈皮、白芍、川桂枝、制香附、炒枳壳各10g。

（二）加减

若发热重者，加金银花、连翘、淡黄芩10～15g；皮肤瘙痒甚者，加地肤子、车前草10～20g；若关节疼痛肿胀者，加雷公藤、桑寄生、防己各10～15g；有尿血者，加大蓟、小蓟、参三七各10～15g；若大便干或有便血者，加生大黄10g（后下）；食欲不振者，加炙鸡内金、焦三仙各10～15g。

三、疗效判断及结果

（一）疗效标准

1. 痊愈：紫癜消退，全身症状消失。

2. 显效：紫癜消退，全身症状明显减轻。

3. 无效：临床症状及体征无明显好转。

（二）治疗结果

本组49例中治愈43例，显效5例，还有1例服药3剂后，因出现其他疾病住院而未再就诊，总有效率为98％。

四、典型案例

张某，女，26岁，南京丝织厂工人。1986年10月18日初诊。

患者于昨天晚饭时食两只螃蟹，两小盅白酒，饭后则感胃中不舒，腹痛，头昏，心慌。今晨发觉腹部、臀部及双下肢出现大小不等的红色瘀点、瘀斑，稍高出皮面，两大腿外侧满布花生米大小的瘀斑，有的已融合成片，其色暗红或青紫、局部瘙痒，口渴欲饮，心烦易躁，两膝关节稍肿且痛，神疲乏力，溲赤。舌尖红苔薄黄，根稍腻，脉象细数。此证系血热妄行，外溢于肌肤而成斑。治拟清热凉血、活血散风。

处方：

紫丹参20g，牡丹皮、当归尾、赤芍、桃仁、五加皮、忍冬藤、地肤子各15g，川芎、连翘、桑寄生各10g，鸡血藤25g，蝉蜕、甘草各6g，3剂。

药后无新的出血点、红斑出现，原有红斑、出血点之色渐渐转暗、转淡，关节疼痛亦减轻，其他兼症也相应好转。舌尖红，苔薄黄，脉细。前方既效，毋庸更张。原方去地肤子、蝉蜕，加雷公藤、生黄芪各15g，续服3剂后，紫癜全部消退，心烦已平，唯膝关节及腹部稍有疼痛，故以独活寄生丸缓图善后。1个月后，追访患者，言及紫癜未见再现。

讨论

1. 祖国医学认为本病是因感受病邪后，致使机体内部的阴阳平衡失调所致。若感受热邪则迫血妄行，溢于肌表，因而可见大面积红色瘀斑，甚至融合成片，有的还可能发生血疱，故以牡丹皮、赤芍清热凉血，丹参、归尾、川芎、鸡血藤、桃仁、五加皮、威灵仙、白鲜皮活血散风。若感受寒邪则血凝成斑，因而紫癜呈暗紫色，故以桂枝、干姜、肉桂、附子温经散寒；以归尾、川芎、桃仁、香附、红花活血化瘀，使寒凝之经脉畅通。若紫癜病情较久，反复发作，致使脾虚不能统血，气虚不能摄血，因而血不归经，离经之血外溢肌肤而成紫癜，以党参、黄芪、茯苓、白术、扁豆健脾益气，以当归、白芍、川芎、香附养血止血。

2. 本病无论属于哪一类型，临床都可伴见关节疼痛、腹痛，所以都以桑寄生、五加皮、威灵仙、独活、鸡血藤等通经活络，以陈皮、川芎、香附、枳壳理气止痛。

3. 本组 49 例患者中，年龄最小的 15 岁，最大的 47 岁，青少年发病占 67%，发病前多有上呼吸道感染史，所以本病为外邪诱发而使机体内部平衡失调。

4. 本病以瘀为主，故本组以活血化瘀法为主治疗本病，收效较为满意，而且在临床治疗中未发现任何不良反应。

三、凉血地黄汤治疗过敏性紫癜

主治中医师 郭金锭

郭仪仙 郭素钦 整理

过敏性紫癜是一种微血管变态反应性出血性疾病，能引起血管壁通透性渗出性出血和水肿，在临床上表现为皮肤斑点、瘀斑、关节酸痛、腹痛及肾脏损害等综合性症状和体征。我们采用凉血地黄汤为主治疗了大量本病患者，并对 46 例进行追踪比较、分析，总结出一些经验，现阐述如下。

临床资料

一、一般情况

本组 46 例，男性 37 例，女性 9 例。年龄最小 6 岁，最大 48 岁，以 20 岁以下居多。病期最短 4 天，最长半年，其中病期在 1 个月以内者 39 例，3 个月以上者 4 例。12 例伴有关节痛，以膝关节、踝关节为主；23 例伴有不同程度腹痛；7 例伴有肾脏损害，表现不同程度的血尿，蛋白尿及管型尿等。

二、临床表现

单纯皮肤损害多见，初起为小型荨麻疹或淡红色圆形丘疹，多有轻度瘙痒感，于数小时内其色增深，变为各种形态的红斑，或经数小时后红斑的中心发生点状出血，出血点的红晕于短期内消失，斑点孤立存在或融合成片，通常为对称性，几乎均于四肢及臀部，而以近关节处伸侧为多，在面部及躯干部甚少。关节症状可有轻微的疼痛及明显的红肿热痛，可单发或多发。腹部症状可有不同程度的腹痛，腹肌强直程度较轻，无固定压痛点。肾脏损害多以血尿为主，少数发生局灶性或慢性肾炎。

三、诊断要点

1. 有感染、药物或食物过敏史，但仍有 1/3 病例未能查出明确的致病原。

2. 皮肤紫癜呈对称性分布，以四肢及臀部为主，尤以四肢伸侧多见，多伴有关节、腹部及肾脏的症状。

3. 实验室检查血小板计数正常，出血时间、凝血时间、血块收缩时间均正常，血中嗜酸粒细胞计数多有增加，肾病性者，尿中有红细胞及蛋白，多数毛细血管脆性试验阳性。

综合上述诸点，对诊断本病并不困难。

四、治疗方法

（一）处方

凉血地黄汤《医宗金鉴》

黄连 6g，黄芩 9g，栀子 15g，生地黄 15g，玄参 15g，当归 9g，甘草 3g，每日 1 剂，煎汤内服。

（二）加减

1. 单纯性者，如起病较急，热势亢盛，紫斑较多，出血较甚，应增加清热凉血，活血止血消斑药物，如：紫草、牡丹皮、茜草、赤芍、大黄等。

2. 风湿性者，加秦艽、木瓜、乌梅、薏苡仁、防己等祛风利湿，通利关节的药物。

3. 腹部性者，加制大黄、地榆炭、苍术、木香。

4. 肾病性者，加白茅根、茜草、仙鹤草、苦参等。

5. 反复发作，病程较长，瘀点紫暗，伴面色白、神疲乏力，形寒肢冷，腰膝酸软，舌质胖大苔润，脉沉细，脾肾阳虚之候，宜温补脾肾、收敛止血，方用凉血地黄汤合保元汤酌情加减。

五、疗效判断及结果

（一）疗效判断

1. 治愈：皮肤紫癜全部消退，其余诸症消失，实验室检查未见异常，1 个月内无复发。

2. 显效：皮肤紫癜大部消退，其余诸症消失或未能全部消失。

3. 无效：皮肤紫癜未能消退，伴随症状未消失。

（二）治疗结果

46 例中痊愈 37 例，占 80%，有效 7 例，无效及中断治疗各 1 例。见效时间为 3~9 天，多以 3 天左右，痊愈病例共服药 9～45 天，一般在 9～15 天左右治愈。疗效与发病年龄大小无明显关系，而与患者素体及病期长短、日常生活饮食有一定关系，辨证有阳气虚弱症状者疗程较长。

六、典型病例

扬某，男性，18 岁，高中学生，病例号 0168122。初诊日期 1988 年 5 月 16 日。

患者就诊前 3 天不明诱因致四肢皮肤密布紫红瘀点，经当地卫生院治疗，未能见效，特来我处求治，刻下症见四肢皮肤新旧瘀点、瘀斑并见，伴有发热，体温 38℃，无恶寒，皮肤瘙痒感，双膝及踝关节稍有肿痛，关节处皮肤无红热，腹部隐痛，无压痛及反跳痛，口干喜饮，纳可，无恶心欲呕，小便黄，大便干结难解，舌尖红苔黄白，脉弦稍浮数。实验室检查：血小板 120×10^9/L，凝血时间为 3 分钟，嗜酸性粒细胞 0.05，血沉 20mm/h。尿常规示红细胞（++），蛋白微量，未见管型。束臂试验（毛细血管脆性试验）阳性。

诊断：过敏性紫癜。

处方：黄连 6g，黄芩 9g，生地黄 15g，玄参 15g，当归 9g，栀子 9g，苦参 9g，制大黄 6g，茜草 9g，薏苡仁 12g，白茅根 12g，牛膝 9g，每日 1 剂，早晚饭后一小时服。服药期间避免香燥、辛辣动火之物以及鱼、虾、蟹、牛奶、菇等腥发之物。3 剂后，紫癜大部消退，伴随症状皆消失，唯下肢残留紫暗瘀点。再进 3 剂，紫癜全退，皮肤留下黄色斑点，一周后恢复正常肤色，随访一年，未见再发。

讨论

过敏性紫癜属祖国医学"发斑"与"血证"范畴，最早记载于《金匮要略》。《诸病源候论》在病因病理、临床表现等方面做了论述。至宋代时，以《圣惠方》为代表，已经有了许多以清热解毒、凉血消斑为主要治则的方剂。明清以后，《外科正宗》《医宗金鉴》等书所阐述的治疗方法，进一步丰富了对本病的治疗内容。如明·陈实功《外科正宗·葡萄疫》中所说的"葡萄疫"与本病极为相似，该书谓："葡萄疫，其患多生小儿，感受四时不正之气，于皮肤不散，结成大小青紫斑点，色若葡萄，发在遍体头面……初起宜服羚羊散清热凉血，久则归脾汤滋益其内。"《医宗金鉴·外科心法·葡萄疫》一节也有类似记载，但对于发病部位明确指出下肢为多，该书谓："发于遍身，唯腿胫居多。"

祖国医学对过敏性紫癜的治疗日趋完善，提出了除外感热毒外，饮食、情志、劳倦等各种原因导致的脏腑内伤、阴阳失调、阳气内盛蕴生的内热，也是发病的机理之一，从而形成了以清热凉血为主的治则。在此基础上，笔者结合临床之所见，斗胆提出一些意见，认为无论是外感而来的热毒还是阳盛蕴生之内热，皆易犯上，这也符合火热之邪致病的特点。心为火脏，主血脉，火热之邪易于扰动心火。肺者，五脏六腑之盖也，主一身之表，首当其冲。故火热之邪最易侵犯心、肺二脏，致心肺蕴热，脉络被热邪损伤，遂使血不循经，外溢于皮肤或内溢于脏腑而发为本病。这也可以从《素问·至真要大论》"诸痛痒疮，皆属于心"得到例证。从这些机理出发，制订了以清心肺之热、凉血活血、止血消斑为主的治则，采用《医宗金鉴·外科心法》"凉血地黄汤"来治疗。凉血地黄汤组成：生地黄三钱，黄连、当归各一钱，甘草、栀子（生研）、玄参各一钱，黄芩二钱，水二盅，煎八分，量病上下服之。方解：黄连、黄芩、栀子清热泻火解毒，黄连重于泻心火，黄芩清肺热之力最强，二药为君；栀子引热从小便而出，并助生地黄、玄参凉血养阴以降火，三药为臣；当归养血止痛，瘀去血止，为佐；甘草为使，取其泻火解毒，缓急止痛，调和诸药之功。本方既能清泻心肺之热，又能凉血消斑，同时又能缓急止痛，缓解关节及腹部不适，乃标本兼顾，直达病所的绝妙方剂。在此方基础上，随症加减，分清主次，确能取得见效快、疗程短、痊愈率较高的效果。由于本病十分复杂，不能面面俱到，只能择其主要，阐述如斯，不足之处，敬请同仁斧正。

参考文献

［1］朱光斗等．活血凉血治疗过敏性紫癜的探讨［J］．中医杂志，1980（2）：28.

［2］西苑医院血液病研究室．"抗紫癜方"治疗过敏性紫癜19例［J］．中医杂志，1980（4）：33.

［3］高光信等．过敏性紫癜的证治［J］．浙江中医杂志，1981（2）：81.

［4］（清）吴谦等．医宗金鉴［M］北京：人民卫生出版社，1988：1967－1997.

［5］程士德．素问注释汇粹：下册［M］．北京：人民卫生出版社，1984：384.

四、中医辨证治疗过敏性紫癜 64 例

广西壮医医院（530001）

庞声航

过敏性紫癜是一种毛细血管变态反应性疾病，儿童及青少年多见，临床表现以皮肤紫癜为主，伴血管神经性水肿、关节

炎、腹痛及肾炎等。本病属于中医"紫癜风"等病证范畴。西医治疗复发率比较高。笔者采用辨证分型自拟凉血清瘀汤和益气摄血汤治疗，并与西药抗组胺药和激素治疗进行对照观察，现报道如下。

临床资料

一、一般情况

96 例患者为 1996 年 5 月 ~ 2002 年 3 月门诊和住院病人。诊断标准：依据《血液病诊断及疗效标准》。96 例患者按 2：1 的比例随机分为治疗组和对照组。治疗组 64 例均为首次发病的初治病例，男 40 例，女 24 例；3 岁 6 个月 ~ 12 岁 42 例，13 ~ 25 岁 22 例；病程 1 ~ 3 天；64 例均为皮肤型，其中皮肤兼关节型 16 例，兼腹型 11 例，兼肾型 10 例；按国家中医药管理局《中医内外妇儿科病证诊断疗效标准》分型，属热盛迫血型 25 例，属气虚不摄型 39 例。对照组 32 例均为首发病例，男 19 例，女 13 例；2 岁 8 个月 ~ 12 岁 22 例，13 ~ 26 岁 10 例；病程 0.5 ~ 4 天；32 例均为皮肤型，其中皮肤兼关节型 7 例，兼腹型 5 例，兼肾型 6 例。两组病例在性别、年龄、分型、病情、病程等方面大致相近，两组间有可比性（P > 0.05）。

二、治疗方法

治疗组辨证属热盛迫血者用凉血消瘀汤，基本方组成：生地黄 15g，赤芍 10g，牡丹皮 10g，丹参 15g，金银花 10g，甘草 5g。属气虚不摄者用黄芪摄血汤，基本方组成：黄芪 15g，党参 15g，丹参 15g，大枣 10g，甘草 5g，仙鹤草 15g。随症加减：腹痛者，加白芍 15g，延胡索 10g；关节痛者，加秦艽 12g，当归 12g；肾脏损害者，加白及 15g，益母草 10g，白茅根 10g；消化道出血者，加三七粉 10g，蒲黄 10g。

对照组用抗组胺药异丙嗪，6 岁以下每日 0.125mg/kg，6～12 岁每日 10～25mg，分 2～3 次服，12 岁以上 12～25mg/次，醋酸泼尼松片按 5～10mg/次，每天 3～4 次。

两组病人根据情况可给予补液或对症处理。以上治疗 7 天为 1 个疗程，治疗 1 个疗程后判断疗效。

三、疗效判断及结果

（一）疗效标准

临床症状和体征完全消失，肾功能及尿液分析检查正常，停药观察 1 个月无复发者为治愈；临床症状和体征消失，肾功能正常，尿液分析检查尿蛋白（±～+）或红细胞（±～+）为显效；临床症状及体征基本消失，肾功能正常，尿液分析尿蛋白（++）或红细胞（+）为好转；经治疗 1 周诸症均无好转者为无效。

（二）治疗结果

1. 两组临床疗效比较：治疗组 64 例，治愈 57 例，显效 4 例，好转 1 例，无效 2 例，治愈率为 89.06%，显效率为 95.31%；对照组 32 例，治愈 24 例，显效 2 例，好转 4 例，无效 2 例，治愈率为 75%，显效率为 81.25%。两组治愈率比较差异有显著性（P<0.05），治疗组优于对照组。

2. 治疗组两证型瘀斑消退时间比较：热盛迫血型 25 例，7 天消退 3 例，14 天消退 16 例，21 天消退 6 例；气虚不摄型 39 例，7 天消退 11 例，14 天消退 27 例，21 天消退 1 例。两证型比较差异有显著性（P<0.05）。气虚不摄型明显为优。

讨论

中医认为，治瘀须活血散血为先。唐容川说："凡吐衄，不论清凝鲜黑，总以去瘀为先。"本组病例在治疗上均应用活血化瘀法，然在瘀斑消退时间上，益气摄血组明显优于清热凉血组，尤其是合并肾脏型，这与"气乃血之帅""气行则血行""气郁则血滞"有关，而在黄芪摄血汤中，有黄芪、党参益气补虚，气能鼓动血行，故瘀血得去，出血得止。现代医学认为，过敏性紫癜是一种毛细血管变态反应性疾病，是自身免疫反应，免疫复合物损害小血管，紫癜性肾炎与肾小球血管系膜免疫复合物沉着有关。而黄芪可加强毛细血管抵抗力，扩张血管，改善血液循环。现代药理研究也证明，黄芪具有双向免疫调节作用，对实验性肾炎有一定对抗作用。故黄芪对紫癜性肾炎有较好疗效，可能是通过调整患者免疫功能，抑制免疫复合物形成，促进免疫复合物的清除，但其具体作用机理有待进一步研究。

五、黄世林论治过敏性紫癜经验

中国人民解放军第二一零医院中医血液科（116021）
陈楠楠

黄世林（1933~），男，1964年毕业于北京中医学院中医系，从事中西医结合血液病诊治40余年。国家、军队第一、二、三、四批老中医药专家学术经验继承工作指导老师，解放军总医院军医进修学院中医师承制博士、硕士研究生导师，享受国务院政府特殊津贴。主编专著4部，发表论文近百篇。先后承担各类课题共7项，共获各类科技进步与医疗成果奖27项，其中军队科技进步与医疗成果二等奖9项，中国中西医结合学会科技进步一等奖1项，辽宁省科技进步一等奖1项、二等奖2项。2007年荣获全军"国医名师"称号。

［关键词］ 紫癜；过敏性；老中医经验；黄世林

过敏性紫癜是一种血管变态反应性出血性疾病。本病冬春季易发，任何年龄皆可发病，但多见于儿童及青少年，且并发症多，复发率高。黄世林教授对过敏性紫癜的中西医结合诊治积累了丰富经验，现总结如下。

1 病因病机

现代医学认为，过敏性紫癜是一种由自身免疫反应介导的全身性血管炎。病因很多，包括感染、食物、药物、疫苗接种等。中医文献将本病归属于"肌衄""葡萄疫""血证""瘀证"等范畴。

黄世林教授结合多年的临床经验提出，过敏性紫癜是一种湿热性疾病。患者正气不足，多种因素，伤及脾胃，脾失健运。胃失和降，湿浊内生，湿浊蕴久化热，热灼血脉，迫血妄行，血溢脉外而发病。离经之血瘀阻于肌肤，则皮肤紫癜，临床上多表现为皮肤瘀点，大小不等，深浅不一，可融合成片或高出皮肤，呈出血性丘疹，多见于下肢及臀部，常对称分布，分批出现，反复发作；离经之血瘀凝滞于关节，则四肢关节肿胀，疼痛；离经之血阻于中焦，则中焦气机不畅，不通而腹痛，胃失和降，气逆而呕吐；脾虚湿盛，肠腑传化失常而泄泻，甚至湿热灼伤胃肠脉络而便血；瘀热蓄结下焦，损及肾络，则有不同程度的蛋白尿、血尿、管型尿，严重者可导致肾小球肾炎，而出现少尿、浮肿、高血压，甚至肾功能衰竭。舌质淡或淡红、淡暗，苔薄白或白腻、或黄，舌边多有齿痕，脉滑。可见，正气不足，阴阳失调是过敏性紫癜的病理基础，而湿、热则是该病的致病因素。

2 治疗经验

黄世林教授提出，该病治疗的总原则为祛湿化浊、清热凉血。自拟消癜方：藿香 10g，紫苏 10g，姜半夏 20g，茯苓 20g，连翘 10g，金银花 20g，黄芩 10g，板蓝根 20g，白鲜皮 20g，甘草 5g。其中藿香、紫苏辛温芳香，为黄教授的经验用药，二者共用有化湿运脾，祛浊解毒作用，有利于清除湿浊；伍用姜半夏温化湿浊，茯苓淡渗利湿，共奏健脾益气之功，从根本上阻止湿浊的产生；连翘、金银花、黄芩、板蓝根、白鲜皮清热解毒，凉血止血，一方面可清湿浊蕴久之热，另一方面亦可发挥抗感染及祛浊解毒的作用。另外，黄教授认为，过敏性紫癜患者出血的主要原因是湿浊蕴久化热，热灼血脉，迫血妄行，故在治疗时不必大量应用止血药，通过祛湿凉血，热退血宁即可达到良好的止血效果。

根据过敏性紫癜临床表现的不同，可分为皮肤型、关节型、腹型、肾型及混合型几种，在消癜方基础上临证化裁。皮肤型伴皮肤瘙痒者，加用地肤子，重用白鲜皮，以清热利湿，祛风止痒；腹型，加用白芍，与甘草合用可缓急止痛，亦可加用延胡索活血行气止痛；关节型，加用牛膝、豨莶草、伸筋草解毒通络，舒筋活血；尿中有红细胞，可重用白茅根凉血止血，清热利尿；尿蛋白阳性加用芡实补脾益肾固精；若合并上呼吸道感染，加用百部、白前，重用金银花、板蓝根、黄芩等以清热理肺解毒。

3 典型病例

纪某，女，13 岁，2008 年 3 月初诊。

主诉：患过敏性紫癜（皮肤型）月余，经维生素 C、葡萄糖酸钙以及抗过敏治疗后，紫癜消退。本次入院前 2 天因受凉后出现咽痛、咳嗽，皮肤再次出现紫癜。入院第 2 天出现腹痛、腹泻，排暗红色稀便，每日 4～6 行。查体：双下肢皮肤紫癜密集、对称分布，以小腿为主，有的融合成片，高出皮面，压之不褪色。咽部中度充血，扁桃体Ⅱ度肿大，表面覆盖脓苔。舌质淡红，苔薄白，脉滑。血常规：白细胞 14.5×10^9/L，中性粒细胞 0.89，血红蛋白 144g/L，血小板 354×10^9/L，尿常规：潜血（±），红细胞 21.15/HP，白细胞 27.74/HP；大便潜血（+）；肝、肾功能、免疫球蛋白、补体 C3、C4 均无异常。诊断：过敏性紫癜（混合型）。治以祛湿化浊、清热凉血。方用：藿香 10g，紫苏 10g，姜半夏 10g，茯苓 20g，黄芩 15g，板蓝根 20g，连翘 10g，金银花 15g，白鲜皮 20g，白芍 20g，甘草 10g，炒地榆 10g，桔梗 5g，水煎 200ml，早晚分服。治疗过程中随症调整或加味，腹痛明显时，加大白芍、甘草用量；皮肤紫癜加重、反复时，加大白鲜皮用量；大便潜血持续阳性时，重用炒地榆，并加用小蓟；尿中红细胞增多时，加用白茅根。同时酌情配以抗感染、抗过敏等对症治疗。治疗至第 7 天，患者腹痛、腹泻症状缓解，下肢皮肤紫癜色泽变深，部分消失；至 21 天紫癜消退，大便潜血转阴；至 35 天，尿常规正常。此后患者继续服用中药巩固治疗，门诊随诊 4 个月病情无反复。

六、周平安治疗过敏性紫癜经验

中国中医科学院西苑医院风湿免疫科（100091）

马芳

[关键词] 过敏性紫癜；周平安；名医经验

过敏性紫癜是一种免疫复合物介导的系统性血管炎，广泛的毛细血管及小动脉炎症是本病的基本病理改变。现代医学多施以抗过敏、抗炎甚至免疫抑制剂治疗，但远期疗效不肯定，且副作用大。北京中医药大学周平安教授运用中医药治疗此病取得了较好的疗效，现将其经验总结如下。

1 病因病机

本病病因病机较为复杂，一是禀赋不耐，气血虚弱，卫气失固，营热内扰；二是腠理不密，风邪外袭。前者为发病基础，为本；后者是致病条件，为标。当标象明显时，发病快，来势急骤；本虚突出时，则反复发作，缠绵难愈。

1.1 风邪是发病的要素

现代研究证实，感染常是过敏性紫癜免疫学异常的触发因素，即外邪入侵是发病的要素。过敏性紫癜发病急骤，皮疹多形易变，多有外感症状，皮肤紫癜常伴瘙痒，符合风性善行而数变的特点。

1.2 禀赋不耐，营卫失和是发病的基础

本病的发生非单一因素作用的结果，对该病免疫遗传方面的研究表明，其具有多种基因多态性，所谓"外之症必根于其内"，若患者禀赋有异，卫外不固，风邪外袭，卫气被郁，携营阴一起奋起抗邪，正邪交争，营卫皆浮盛于外，浮则外发，故斑疹迭起。营卫郁而不伸，内不得泄，外不得通，从而产生皮肤、黏膜、消化道、呼吸道、关节、肾脏乃至中枢系统一系列复杂多变的临床表现。

2 分期论治

2.1 急性期

起病较急，近期多有发热、咽痛史，继之以四肢伸侧及胸腹、臀部可见大小不等的皮下出血点，色鲜红，部分融合成片或高出皮面，伴剧烈瘙痒，口渴心烦，舌质红，苔薄黄，脉浮数或弦数。治以消斑脱敏汤（周老师常用经验方）化裁，方剂组成：柴胡 10g，黄芩 10g，赤芍 15g，白芍 15g，防风 10g，乌梅 10g，地肤子 15g，白鲜皮 15g，生地黄 15g，紫草 10g，牡丹皮 10g，茜草 10g。

周老师认为，柴胡解表发散之力强，配伍清里之黄芩，使在表之邪从外宣，在里之邪从内撤。白芍与赤芍一散一敛，白芍敛阴益营，赤芍散邪行血。乌梅入肺养阴，充肌表之阴分去其燥痒，兼宁心神，清虚烦之热。药理研究发现，防风和乌梅可以通过非特异性刺激，使机体产生较多的游离抗体来中和过敏原，这也是中药抗过敏作用的特有类型。风邪为病，很少单独侵袭，往往兼邪同犯。该病的皮肤表现常分批出现，反复发作，说明其中必夹湿邪。风与湿合，其邪难去，故选地肤子走表，能外散肌肤之风而止痒，兼清湿热；白鲜皮走肌肉，入血脉，祛除蕴于肌肉血脉之湿热。此外，利湿有利于健脾，脾健则营卫充足，使风邪不得内传，且能协助风药，使风邪无所依附而自去。研究证实，过敏性疾病与患者神经功能亢进有关，柴胡、黄芩、白芍、防风、乌梅等药均有镇静作用，可调整中枢的兴奋性，阻断过敏因子与中枢神经的联系，降低患者对外界不良理化刺激的敏感性。周老师认为，过敏性紫癜病位偏于营血，遵清代叶天士"入血就恐耗血动血，直须凉血散血"之训，加入生地黄、紫草、牡丹皮、茜草等药，活血而不留瘀，凉血而血自宁。紫草入血分，善清血分热毒。本方有收有散，有清有补，有升有降，使气血平调，营卫通和而紫癜自除。

2.2 慢性期

周老师认为，治风者，不患无以祛之，而患无以御之；不畏风之不去，而畏风之复来。慢性过敏性紫癜病情反复难愈，且劳累后加重，紫癜时隐时现，色淡暗，皮肤粗糙，干燥脱屑，伴见神疲倦怠，面色不华，舌淡胖，苔薄白，脉虚细。周老师习用验方"三两三"（由生黄芪、金银花、当归、生甘草组成，前3味均用一两，生甘草用量为三钱，故名）加味，创制化斑和营汤，方剂组成：生黄芪30g，金银花30g，当归30g，生甘草5g，蜈蚣1条，白芍15g，桂枝10g，防风10g，蝉蜕10g，川芎6g。黄芪补三焦而实卫气，通行上中下内外三焦，是补剂中的风药，本病因虚而邪袭，营卫失和，黄芪正能展其所长。金银花有宣散之功，擅清肺卫之热，并且泻中有补。当归为血中气药，既可补血，又可活血。蜈蚣专擅解毒，尤善搜风，走窜之力最速，凡气血凝聚之处皆能开之。现代药理学亦证实其有抗炎、调节免疫、抗血小板聚集之效。验方三两三宽猛相济，既益气养血扶正气，又清热解毒以祛邪，周老师常用其治疗各种顽固性皮肤病，屡建奇功。白芍与桂枝相配，于和营之中有调卫之功。蝉蜕以皮达皮，疏风解表，有免疫抑制和抗过敏的作用。川芎亦为血中气药，化瘀行滞。现代医学认为，炎性产物的堆积是本病反复的原因之一。活血药可改善微循环，使病理产物加快代谢清除。

3 用药经验

吴鞠通谓：温病之斑疹"禁升麻、柴胡、当归、防风、羌活、白芷、葛根、三春柳"，认为温病中如出现斑疹不能透发，应禁用疏风解表药物。周老师认为，本病与温病之斑疹不尽相同的是还夹有风邪，因此，强调解表疏风药的使用，常用药如柴胡、荆芥、薄荷、防风、浮萍等。周老师指出，疏风解表药多味薄气轻，可凭借其透泄之性，通行上下内外，舒畅和鼓舞人体气机，并可引诸药直达病所。解表也是对营卫状态的调整，通过宣透气机之品以开通门径，可使营分之邪有外达之机。正如近世医家祝味菊所说："解表者，解除人体因抗邪诱起之反应，调整其本身营卫之不和。"同时，很多散风解表药具有疏风止痒、疏风胜湿的作用。现代药理研究证实，解表药不但可以抗感染，而且有抗炎、抗过敏、调节免疫状态的作用，用于过敏性皮肤病，可谓正应其治，因此，对解表药的使用，可不必囿于外风入内的限制。

周老师认为，临床中应辨病辨证相结合，若不针对疾病本质和特征去治疗，往往会使辨证论治流于肤浅。因此，在临床上十分重视专方、专药的使用，如他常用的专方柴胡脱敏汤、三两三，及柴胡、黄芩、紫草等专药，均是在借鉴古今医家经验及现代药理学研究成果的基础上，经临床反复实践后所选定。

4 典型病例

吕某，男，62岁，2007年3月初诊。

主诉：双下肢紫癜1周。1周前患者受凉后发热，咳嗽，咽痛，自服"感冒胶囊"、退热药（具体不详）后仍咽痛，继而出现双下肢瘀斑，瘙痒明显，心烦失眠，不思饮食，二便尚调。查体：四肢伸侧可见密集的针尖至绿豆大小皮下出血点，色鲜红，压之不褪色，略高出皮面，部分融合成片，舌红，苔薄黄，脉浮滑。查血常规、尿常规及肝功能、肾功能等均正常。诊断为过敏性紫癜，辨证属风热外袭，营卫失和，气血相搏，热伤血络，治宜祛风散邪、清热凉血，方用消斑脱敏汤化裁：柴胡10g，黄芩10g，赤芍15g，荆芥6g，防风10g，乌梅10g，地肤子15g，蝉蜕10g，生地黄15g，紫草10g，牡丹皮10g，茜草10g，7剂，水煎服，每日1剂。服药后患者觉瘙痒大减，3剂后紫癜逐渐变浅且无新发，睡眠改善，守方继服7剂以巩固疗效，随访3个月未复发。

七、丁樱从瘀论治过敏性紫癜性肾炎经验

1. 北京中医药大学东直门医院儿科（100700）；

2. 河南中医学院第一附属医院儿科医院

王俊宏[1]　指导：丁樱[2]

[关键词] 过敏性紫癜性肾炎；分证论治；活血化瘀

丁樱教授是河南中医学院第一附属医院儿科医院院长、主任医师，从事中西医结合儿科教学、临床、科研工作 30 余年。尤其是在中西医结合治疗小儿肾脏病方面有着独到的经验，她主持承担了国家"十一五"科技支撑项目"小儿过敏性紫癜性肾炎综合治疗方案的示范研究"。现将丁樱教授辨病与辨证相结合，从瘀论治过敏性紫癜性肾炎经验介绍如下。

1 理论依据

过敏性紫癜又称亨舒综合征是一种以广泛小血管炎为基础的系统性血管炎病变，主要累及皮肤、胃肠道、关节和肾脏。过敏性紫癜累及肾脏导致的肾脏病变称为过敏性紫癜性肾炎[1]，其最常见的临床表现是血尿和（或）轻中度蛋白尿。中医认为，过敏性紫癜性肾炎属于中医"紫癜""肌衄""尿血"及"水肿"的范畴。病因多为外感时邪引发伏热，或进食鱼虾荤腥、蕈类等腥发动风之品。病机为风热相搏或热毒炽盛、血分伏热或气血虚损、瘀阻络脉，导致血液不循常道而溢于脉络之外。丁老师认为，过敏性紫癜性肾炎早期临床多表现为大量皮肤紫癜同时伴有肾损害，风热邪毒和瘀血是主要病因病机，以实证为主。病变后期病情迁延，常表现为皮肤紫癜消

124

退后，仅留有肾脏损伤，临床表现为持续或反复血尿、蛋白尿，脾肾气阴两虚为主要病机，常兼瘀血、外邪，属本虚标实。根据过敏性紫癜性肾炎的发病规律、临床表现及病理变化等特点，将其病机概括为热、虚、瘀三个方面。热有实热与虚热之分，虚有阴虚与气虚之别，血瘀则贯穿本病始终。因此，丁老师从瘀论治，活血化瘀通络贯穿治疗疾病始终。

2 分证论治，微观辨病与宏观辨证相结合

丁老师根据多年临床经验，总结从瘀论治过敏性紫癜性肾炎基本方：生地黄、牡丹皮、赤芍、墨旱莲、三七、小蓟、茜草、丹参。根据不同证候加减，以凉血化瘀通络为基本原则。根据不同证候，分证论治。目前过敏性紫癜性肾炎的西医治疗，国内采用 2000 年 11 月中华医学会儿科分会肾脏病学组"珠海会议方案"[2]，结合病理分级和临床分型进行治疗。丁老师根据多年临床经验，结合肾脏病理结果分析，总结出微观辨病与宏观辨证相结合中医治疗方案。

2.1 风热夹瘀证

起病较急，全身皮肤紫癜散发，尤以下肢臀部居多，呈对称分布，色鲜红，大小不一，可有发热、腹痛、关节肿痛、尿血，舌质红，苔薄黄，脉浮数。病理分型为Ⅰ级。治疗以清热凉血方加金银花、连翘、荆芥、防风疏风解表。

2.2 血热夹瘀证

病程短，皮肤鲜红色紫癜，肉眼或镜下血尿。症见双下肢鲜红色瘀斑、瘀点，心烦，口渴，便秘，或伴尿血、便血，舌红，苔黄，脉数等。病理分型为Ⅰ级。治宜凉血化瘀、清热解毒。方用清热凉血基本方加水牛角、紫草以凉血止血。肉眼血尿者，加白茅根、大蓟、小蓟；腹痛便血者，加白芍、槐花、地榆炭。

2.3 阴虚夹瘀证

以血尿为主,肉眼血尿或镜下血尿,症见口干咽燥、五心烦热,舌红、少苔,脉细数。病理分型为Ⅰ级、Ⅱ级。予清热凉血方加知母、黄柏、黄精以滋阴凉血。心烦失眠者,加夜交藤、酸枣仁。

2.4 气阴两虚夹瘀证

蛋白尿、血尿并见,易反复感染。症见少气乏力,面色无华,口干咽燥或长期咽痛,咽部暗红,手足心热,舌质淡红,少苔,脉细或弱等。病理分级多为Ⅱ级。予以中药配合雷公藤多甙片治疗。中药治以清热凉血方加黄芪、太子参、女贞子、墨旱莲、黄精以益气养阴。若血尿明显者,可另冲服三七粉、琥珀粉。雷公藤多甙片每日 1.5mg/kg,分 3 次口服,每日最大量不超过 90mg,疗程 3 个月。

3 分期辨治

活血通络贯穿始末。过敏性紫癜性肾炎以血尿为主,其病机总由血不循经所致,而离经之血,又成为新的致病因素,内阻经络,加重出血。故 味收涩止血,易闭门留寇,加重瘀血,而致血尿更甚。因此,丁老师强调治疗时应寓止血于活血中,切忌止血留瘀。临床上多选用茜草、蒲黄、三七等活血止血药。根据多年临床经验,丁老师注意到对于过敏性紫癜性肾炎血尿单用止血药效果不佳,临床应以中医理论作为指导,在过敏性紫癜性肾炎急性期有明显的肉眼血尿时可短期以止血为主,在多数情况下应以活血为主,止血为辅。多用当归、丹参、藕节、大蓟、小蓟、白茅根等。病至后期过敏性紫癜性肾炎迁延期更应兼顾活血,而不能一味收敛止血,临床多用白及、茜草、三七、琥珀粉等,生蒲黄可更换为炒蒲黄。

4 注重诱因，防复发改善预后

丁老师十分重视发病诱因对于过敏性紫癜性肾炎病程发生与发展的影响，认为澄源截流、防患于未然对改善过敏性紫癜性肾炎的预后及减少复发，具有十分重要的意义。首先，寻找可能的过敏原，尽可能避免接触。急性期忌食鱼、虾、蟹、蛋、奶及煎炸食物，含有色素、香精、添加剂的小食品及其他可疑过敏的食物；内衣要求纯棉织品；尽量避免接触油漆、化肥、农药等；若可疑感染诱发者，积极清除感染灶；停用可疑过敏药物。其次，对于反复出现皮肤紫癜者，中药加用白鲜皮、地肤子、苦参等以清热燥湿，祛风解毒；咽痛、咽红者，加用金银花、连翘、冬凌草、板蓝根等以清热利咽。临床实践证明，积极有效地去除诱因，能明显减少复发，减轻肾损害。

丁老师在临床治疗过敏性紫癜性肾炎患儿血尿时，常根据临证表现综合治疗。如患儿同时伴有尿路感染或高钙尿时，中药常加金钱草、车前草、海金沙、滑石、石韦以利尿通淋，并配合抗生素抗感染。对于病情较重、蛋白尿较重或血尿反复不消失者，则配合雷公藤多苷片治疗，可明显改善病情，促进血尿、蛋白尿早日消失。对于过敏性紫癜反复发作者，早期应用雷公藤多苷片可减少肾损害的发生。

5 典型病例

王某，男，12 岁。反复双下肢皮疹 1 个月余，血尿 2 周，于 2008 年 1 月 16 日入院。入院症见双下肢有鲜红色瘀斑、瘀点，双踝关节肿胀，夜寐不安，心烦，口渴，大便干，血尿。入院查体：患儿精神尚可，面色红，口唇红，咽充血，双扁桃体 Ⅱ 度肿大。心肺未见异常，腹平软，肝脾肋下未及。下腹及双下肢可见鲜红色瘀斑、瘀点，双踝关节肿胀，舌质红，苔黄，脉滑数。实验室检查：出凝血时间正常。血常规：血红蛋白 101g/L，红细胞 3.25×10^{12}/L，白细胞 5.1×10^9/L，中性粒细胞 0.64，淋巴细胞 0.36，血小板 145×10^9/L。尿常规：尿蛋白（++），红细胞 30~50 个/HP，白细胞 2~6 个/HP。肾脏病理：过敏性紫癜性肾炎，Ⅱa 型。中医诊断：紫癜；尿血，证属血热夹瘀。西医诊断：过敏性紫癜；紫癜性肾炎。治法：清热解毒，凉血止血。处方：生地黄 15g，牡丹皮 10g，赤芍 10g，墨旱莲 12g，三七粉 3g（分冲），大蓟、小蓟各 10g，茜草 10g，丹参 10g，大青叶 10g，白茅根 30g，连翘 15g。服药 14 剂，双下肢皮疹颜色渐退，踝关节肿胀消失，肉眼血尿消失。复查血常规：血红蛋白 114g/L，红细胞 3.55×10^{12}/L，白细胞 6.2×10^9/L，中性粒细胞 0.58，淋巴细胞 0.42，血小板 235×10^9/L。尿常规：尿蛋白（+），红细胞 5~8 个/HP，白细胞 0~1 个/HP。继予清热凉血止血为法，处方：生地黄 15g，牡丹皮 10g，赤芍 10g，墨旱莲 12g，仙鹤草 10g，藕节 30g，丹参 10g，马鞭草 10g，鸡内金 10g，焦山楂 10g，炒蒲黄 10g。服药 14 剂，患儿未见新的皮疹出现，尿常规：尿蛋白（-），红细胞 0~1 个/HP，白细胞 0~1 个/HP。出院随访 3 个月，皮疹未发，未再出现血尿。

参考文献

[1] Davin JC，Ten Berge IJ，Weening JJ. What is difference between IgA nephrolmthy and Henoch - Schonlein purpura nephritis [J]. Kidney Int，2001，59（3）：823 - 834.

[2] 中华医学会儿科学分会肾脏病学组. 小儿肾小球疾病的临床分类、诊断及治疗 [J] 中华儿科杂志，2001，39（12）：746 - 749.

八、过敏性紫癜性肾炎证治探讨

南京中医药大学（210029）　　张传儒

［关键词］过敏性紫癜；肾炎；女性尿道综合征；辨证论治

因过敏性紫癜而引起的肾脏损害，称为过敏性紫癜性肾炎（以下简称紫癜性肾炎）。现代医学将其归属于免疫性疾病，常见症状有紫癜、水肿、腹痛、关节肿痛、血尿，实验室检查：毛细血管脆性试验阳性，血 IgA 阳性，尿常规异常，及蛋白尿等。本病多属于中医"血证""水肿"范畴，好发于少年、儿童，成年人亦不鲜见。笔者据临证探索，其发病既有血证的病理共性，又有水肿不同阶段的特点。分型论治，每获良效。

1 里热内伏，外邪袭表证

发病之前，常有发热，咽喉疼痛，咳嗽等感冒症状，1～2周后，紫癜骤起，多见于四肢，甚者少腹、臀部亦见，色红、瘙痒，目睑浮肿，尿赤，腹痛或关节疼痛，舌红、苔薄或薄黄，脉浮滑数。证属脏腑素有伏热，又值外邪侵袭，正邪相争，血热壅盛，溢于脉外，渗入肌肤之间，发为紫癜。表邪传热入里，流注于下焦膀胱及肾，可见尿血；风遏水阻，可致浮肿。本证营卫同病，治宜清透祛邪，凉营止血，常用《温病条辨》银翘散（金银花、连翘、桔梗、薄荷、牛蒡子、竹叶、荆芥穗、豆豉、甘草、鲜芦根）合《证治准绳》连翘汤（连翘、防风、瞿麦、荆芥穗、木通、车前子、当归、柴胡、赤芍、滑石、蝉蜕、黄芪、栀子、甘草、紫草）加减。本型患者如就诊及时，医护恰当，可在1～2周内尿赤转清，经3～4周，紫癜渐消，浮肿等症亦退。结合实验室检测各项指标逐渐正常，病即向愈，一般预后良好。

2 热毒鸱张，损伤血络证

若感受热毒，复加起居、饮食不节，或药物、调护失宜，每致热毒蕴结于肌肉，紫癜遍体，密集融合成片，色鲜红或紫红，甚至出血坏死，尿血肉眼可见，或发热、鼻衄、便血、水肿，伴有咽干口渴，舌红绛、苔薄黄，脉洪数或滑数。治宜清热解毒，化斑利尿，急用《千金要方》犀角地黄汤（犀角、生地黄、牡丹皮、赤芍）合《济生方》小蓟饮子（小蓟、生地黄、滑石、蒲黄、山栀、当归、藕节、淡竹叶、通草、炙甘草）。犀角可代以大剂水牛角，并加鲜芦根、紫草、天花粉、玄参等清热凉血生津之品。本型患者须密切观察，防其出现急性肾炎综合征（起病急，似急性肾炎，临床表现血尿、蛋白尿、水肿、高血压）。

3 热灼津血，瘀阻水停证

紫癜暗红，此起彼伏，以四肢、足背较稠密。白睛有紫红血络，目睑灰暗，口干而饮水不多，小便赤涩，或有低热，腹痛，便血。舌暗红、苔薄黄，脉弦或涩。治宜凉血解毒，化瘀和络，常用《成方切用》四物大黄汤（当归、生地黄、芍药、川芎、大黄）合犀角地黄汤、小蓟饮子加减。本型多属紫癜性肾炎的中期，应重视血热致瘀的病理特点，注意顾护阴津，酌用大剂鲜生地黄（捣汁调服）、鲜芦根（煎汤代水），加蒲公英、紫花地丁、益母草、水红花子等解毒、散血、利尿。

4 气阴耗伤，余邪留恋证

紫癜或隐或现，以下肢、少腹为主，尿少、或浑或赤，伴头晕，纳呆，四肢乏力，口干，心烦，低热，或有自汗盗汗，齿龈肿痛，舌红少苔。治宜滋阴清热，常用《医宗金鉴》知柏地黄丸（知母、黄柏、熟地黄、山萸肉、山药、茯苓、牡丹皮、泽泻）合《世医得效方》茜根丸（茜草根、升麻、犀角、地榆、当归、黄连、枳壳、白芍）加减。若舌红有小裂而苔中根腻者，应用渗湿而不伤阴之剂，可选用《伤寒论》猪苓汤，酌加太子参、黄芪以益气；若脾虚气滞，湿阻热恋阴伤，而有嗳气，纳少，腹胀，腰痛，尿短赤涩，大便干结等症者，酌加制苍术、黑芝麻、生熟蒲黄、蜀羊泉。本型患者气阴耗伤，余邪未尽，如邪势不挫，可能反复发作，而使阴伤日甚，湿热不解，病情更趋复杂。若治疗调护得当，可望邪去正复而逐步痊愈。

5 肾虚脾弱，统摄无权证

神疲乏力，浮肿尿少，腰酸膝软，脘胀纳少，大便稀溏，舌质淡、苔薄或微腻，脉沉或细。治宜补肾健脾，和络渗利，方用《伤科大成》补肾活血汤（熟地黄、枸杞、菟丝子、杜仲、补骨脂、当归尾、没药、红花、独活）合《太平惠民和剂局方》参苓白术散（白扁豆、白术、茯苓、甘草、桔梗、莲子、人参、砂仁、山药、薏苡仁）。

6 升降失调，邪滞经隧证

若患者应用激素治疗其效不著，或应用激素后副作用明显，因而停药者，或育龄妇女由此闭经，舌质黯淡或黯红、苔腻，脉细或小弦。证属肾虚脾弱，气机升降功能紊乱，湿痰瘀郁滞经隧。可配合疏滞泄浊，增入《杂病源流犀烛》越鞠保和丸（白术、山楂肉、苍术、川芎、神曲、香附、陈皮、半夏、枳实、茯苓、当归、黄连、栀子、莱菔子、连翘、木香、生姜汁）加减。若痰多者，酌加橘络、冬瓜子；汗多者，酌加糯稻根、瘪桃干、干荷叶、桃树；腰痛者，酌加桑寄生、续断、杜仲、十大功劳叶。

九、吴康衡教授治疗过敏性紫癜的经验

张新渝

［提要］对成都中医药大学吴康衡教授治疗过敏性紫癜的经验进行了初步总结。介绍了吴康衡关于此病的病因以湿热居多，病位以脾胃为主，病机以络伤血溢，气滞血瘀为主要病理环节的独特见解。同时还较为详细地介绍了吴康衡教授治疗此病的具体用药原则和方法。

［关键词］吴康衡；过敏性紫癜；经验

1 病因病机：突出脾胃湿热 强调气滞血瘀

过敏性紫癜是毛细血管变态反应性疾病，由于毛细血管对某种物质发生变态性反应，出现炎性改变，而使血管壁的通透性增高。此病以皮肤、黏膜、关节腔、内脏出血为临床特征，属儿科疾病中的疑难病之一。其变应原多为致病微生物的毒素或代谢产物，此外，服用阿司匹林、水杨酸、磺胺、驱虫类药物、食鱼虾等异体蛋白，以及新环境中某些物质也可能成为变应原，但多数患儿往往查不出明显的变应原。

中医界多数学者将本病归入"肌衄""发斑"的范畴，以风火湿热，邪盛迫血，血热妄行为其主要病因病机。吴教授则认为本病虽以皮肤出血即紫癜为主，但多伴有便血、尿血以及鼻衄、齿衄，几乎概括了全身性出血表现，当属于中医"血证"之列。根据吴教授观察，此病的绝大多数病例，均见舌质红、苔黄厚或腻，因而他提出湿热应是本病的主要病因。湿热为患既可因于外感，亦可因肥甘厚味而内生。湿与热结，两邪相搏，热伤血络而血溢脉外，阳络伤则血外溢而致紫癜、鼻衄、齿衄，阴络伤则血内溢而为便血、尿血；湿阻气机而气滞血瘀，滞于肠道则致腹痛，郁于关节则发肿痛、屈伸不利。因此血溢和瘀滞是本病的两个主要病机环节。对此，吴教授重视前者，但更强调后者。因瘀滞既可导致气血运行不畅，又可因瘀血不去，新血不安而复外溢，致使"瘀""溢"互为因果，出现恶性循环。

中医素有"疹出于肺""斑发于胃"之说，本病以皮肤瘀点、瘀斑为主，尤以四肢及其伸侧阳明经所过处为甚，故审证定位，当病在脾胃。因脾胃互为表里，胃属阳明，多气多血；脾主统血，外主肌肉四肢。又因胃为水谷之海，脾主运化水谷水湿，故而肥甘厚味之湿热最易由脾胃而生，外感湿热之邪，亦易因同类相召而停聚于中。湿热内盛，热伤胃阴，阴虚火旺，则可伤络而致出血。湿邪困脾，久则气虚，气虚失统亦可导致出血。血液外溢则可导致瘀阻。据此，吴教授提出：过敏性紫癜和病因以湿热为多，病位以脾胃为主，病机以络伤血溢和气滞血瘀为主要病理环节的见解。这一见解是不同于一般中医教科书对过敏性紫癜的认识，此见解是对过敏性紫癜临床辨治有相当指导意义的新认识。

2 辨病辨证：依据主次分型 抓住虚实纲领

皮肤紫癜是本病最主要的体征。患者皮肤出现瘀斑，先红后紫，压之不褪色，略高出皮肤，或有微痒。常反复出现，多见于四肢、臀部，尤以下肢和伸侧为多，呈对称分布。患者胃肠症状以脐周和下腹部疼痛为主，时轻时剧，时作时止，或伴有呕吐、腹泻，甚则便血。其关节症状以膝、踝、肘、腕中等关节的疼痛、酸胀为主,甚至肿胀、屈伸不利。肾脏损害表现为血尿、蛋白尿,时有管型、轻度水肿和高血压。由于患者的临床表现不尽一致,故吴教授按临床表现的主次将此病分为皮肤型、胃肠型、关节型、肾型以及混合型等 5 型。

在具体辨证中,吴教授认为本病多以里证、热证为主,其发展过程表现为先实后虚。吴教授认为抓住虚实两纲进行辨证即可达到提纲挈领、执简驭繁的目的。实证多见于皮肤型、关节型、胃肠型。其紫癜密集,颜色紫红,或关节肿胀,酸痛,或腹痛如针刺,或便血尿血,颜色鲜红,病程一般较短,多由感邪而发。多数伴有口渴少饮,或不饮,或便溏,舌质红,苔黄厚或腻,脉象滑数或濡数,此为脾胃湿热蕴结,导致络伤血溢及气滞血瘀之证。少数患者可见关节灼热,腹痛拒按,面红唇赤,口渴喜饮,小便短赤,大便结燥,舌红苔黄,脉数洪大,此属胃经火热灼伤血络,血热而外溢。

本病属虚证者,以肾型最多见,亦可见于混合型。此类患者一般病程较长,紫癜反复发作,尤其血尿、蛋白尿缠绵难尽,亦或腹痛隐隐,关节酸痛无力。此或因素体正虚感邪而发,或因邪气盛实伤正所致。若紫癜暗红,面唇樱红,五心发热,夜间低热,舌红少津少苔、甚至舌光无苔,脉象细数,当属胃或肾阴虚火旺,阴不潜阳以致阳亢内热而动血。倘若紫癜淡红,腹痛喜按,面色白,声低懒言,神疲多睡,舌淡,脉细弱,则属脾气虚衰,血失统摄而外溢,亦可见于气阴两虚者。

吴教授还强调指出,辨治疾病贵在审证以求因和确定病位,切勿拘泥某型属某证。因为在疾病发展过程中,证型是不断变化的。如初期出血,多呈实证、急证,出血日久气血皆虚,甚至气随血脱。虚实转化在于柔弱小儿,则更易发生,切不可胶柱鼓瑟而贻误病情。

3 治则治法：重在祛邪安血 广用理气消瘀

对此病属实者，多数学者认为其病机以血热妄行为主，常用犀角地黄汤加味泻火解毒，凉血止血。吴教授则认为证属火热迫血者，固无可非议。然而，其"火热"则多属脾胃蕴结之湿热，故选方多用泻黄散（石膏、栀子、藿香、防风、甘草）去甘草以清化脾胃湿热，而达到祛邪安血之目的。对紫癜较甚，而集斑成片之皮肤型患者，用此方选加知母、薏苡仁、牡丹皮、赤芍、紫草、仙鹤草等药以凉血活血，止血消斑。若兼关节肿胀而痛甚者，又根据"湿""热"之轻重分别论治。若湿重于热者，泻黄散合四妙丸（苍术、黄柏、薏苡仁、川牛膝）；若热重于湿者，泻黄散合玉女煎（石膏、知母、生地黄、麦冬、川牛膝）加味。上述患者还均可加入木防己、秦艽以通络除滞。若兼明显腹痛，而苔厚腻者，则合用丹参饮（丹参、檀香、砂仁）。若苔不厚腻，以下腹痛为主者，则合用失笑散（蒲黄、五灵脂）。瘀滞甚者，加用少腹逐瘀汤（延胡索、没药、当归、川芎、赤芍、蒲黄、五灵脂、干姜、肉桂、小茴香）去干姜、肉桂、小茴香以理气消瘀而止痛。若便血者，加用血府逐瘀汤（当归、生地黄、红花、桃仁、赤芍、川芎、枳壳、桔梗、川牛膝、柴胡、甘草）去川牛膝、柴胡、甘草以祛瘀滞而安新血。若见血尿鲜红或镜检有红细胞及蛋白者，此即所谓继发性肾炎，因其症多缠绵难愈，故当单独论治。目前，使用一般西药尚难阻断本病向肾炎的发展。但中医对此，却有一定的防治作用。若舌红苔黄厚或腻者，可用半夏泻心汤去干姜、甘草、大枣、半夏、黄芩、黄连、人参，加藿香、赤芍、牡丹皮、白茅根、小蓟、石韦以清热利湿，开结消瘀而安血。若舌红少津少苔者，则用黄连泻心汤（大黄、黄连）合导赤散（甘草、生地黄、竹叶、通草）

去甘草，以通草易木通，加玄参、赤芍、白茅根、小蓟、石韦养阴清热，消瘀安血。若水肿明显者，加商陆、泽泻、车前子利水消肿。病情缓解则以消痰软坚、破气化瘀法，方用吴氏自拟治肾Ⅱ号：三棱、莪术、姜黄、王不留行、白芥子等随证加减以求缓图。

虚证属胃阴虚火旺者，用化斑汤（玄参、知母、石膏、水牛角片）合二至丸（女贞子、旱莲草）滋阴降火，化斑安血。

因出血而致血虚夹瘀者，用桃红四物汤（桃仁、红花、当归、熟地黄、白芍、川芎）加仙鹤草、白茅根养血消瘀。

若肾阴虚明显者，用杞菊地黄丸（枸杞、杭菊、生地黄、枣皮、山药、泽泻、牡丹皮、茯苓）加赤芍、紫草、知母、黄柏滋阴降火，消瘀安血。

若兼关节肿痛或腹痛者，其加减同肾阴虚者。若见血尿、蛋白尿者，用前述杞菊地黄丸化裁，重用知母、黄柏，加龙骨、牡蛎；若更兼气虚者，加党参、黄芪、大枣。

属脾气虚不摄者，一般皆以归脾汤补气摄血，而吴氏则认为气虚若夹瘀滞、夹湿热者，则不宜应用此方。若气虚夹瘀者，用补阳还五汤（黄芪、赤芍、川芎、归尾、地龙、桃仁、红花）加党参、淮山药、蒲黄炭、仙鹤草益气消瘀除滞。若脾虚挟湿热者，用四君子（党参、白术、茯苓、炙甘草）类方合萆薢分清饮（萆薢、台乌药、石菖蒲、益智仁）加蒲黄炭、仙鹤草、赤芍，以益气清热除湿。若兼关节疼痛或腹痛明显者，加减同脾虚挟湿者。便血甚而肢冷者，改用黄土汤（灶心土、干地黄、阿胶、黄芩、白术、附子、炙甘草）加黄芪、大枣、蒲黄炭以温脾益气而摄血。若兼血尿和蛋白尿者，加菟丝子、补骨脂、淮山药，病情缓解后，以补中益气汤善

136

后。

4 附 33 例病例资料

4.1 一般资料：本资料共 33 例，均为儿科患者。其中：男 18 例，女 15 例；年龄最小者 4 岁，最大者 13 岁；发病诱因为上呼吸道感染者 9 例，食鱼虾者 2 例，饮酒者 1 例，服驱虫药者 3 例，环境改变者 2 例，无明显诱因者 16 例。

4.2 临床资料：本资料 33 例均患皮肤紫癜。伴胃肠道症状 23 例，关节症状 25 例，肾脏损害 18 例。依据主次分型，属皮肤型者 13 例，胃肠型者 6 例，关节型者 2 例，肾型者 8 例，混合型者 4 例。实验室检查：9 例有白细胞升高，其数值为（10~28）×10^9/L。15 例大便潜血（+~++++）。18 例尿蛋白（+~++++）、红细胞（+~++++~满）。血小板计数、出凝血及血块收缩时间、毛细血管脆性试验均正常。中医辨证属实证者 26 例，其中湿热蕴结者 20 例，火热迫血者 6 例；属虚证者 7 例，其中阴虚火旺者 2 例，气虚不摄者 5 例。

4.3 治疗结果：痊愈（临床症状完全消失，化验复查正常）者 17 例；好转（临床症状和化验复查明显改善）者 14 例；无效（临床症状及化验复查均无改善）者 2 例。治愈率为 51.15%，总有效率为 93.94%。

服药最短者为 2 天，最长者为 184 天。服药时间在 10 天以内者 8 例，100 天以上者 3 例，22 例为 11~99 天。无效病例 2 例，皆为继发性肾炎性肾病患者，中医辨证属阴虚火旺者 1 例，气虚不摄者 1 例，病情复杂，且未坚持治疗。

十、陈寿春治疗过敏性紫癜医案选

南京市中医院儿科（210001） 王子蓉

陈寿春主任医师业医 60 余载，学验俱丰，尤擅儿科，特别对小儿过敏性紫癜的诊治颇具特色。现简介其验案 3 则，以示一斑。

【例一】陈某，男，8 岁。1980 年 11 月 6 日初诊。

患儿经常鼻衄，双下肢满布瘀斑已 5 个月，曾用西药马来酸氯苯那敏片、苯海拉明糖浆等治疗，症状未见好转。双下肢瘀斑时多时少、持续不断，伴有腹痛，口唇红赤。舌红，苔黄腻。实验室检查：血小板 $205 \times 10^9/L$。治以祛风清热、凉血止血。

处方：生地黄 9g，牡丹皮 6g，制首乌、乌梅炭各 10g，荆芥炭、炒防风各 5g，白芍、紫草炭、桑寄生各 9g。5 剂。

11 月 12 日复诊：服前方紫癜已渐减少，下肢亦未见新生紫癜，口唇干红，苔薄黄腻、舌红。前法既见效机，当击鼓再进。原方去荆芥炭、紫草炭，加茜草炭、白术各 9g，连续服用 10 剂，紫癜基本消退。

[按] 陈老认为，方中荆芥、防风为祛血中之风药，能消风止血回紫斑；乌梅炭味酸性敛，酸敛能止血缓解腹痛，且有抗过敏作用；生地黄、牡丹皮、白芍滋阴凉血，与紫草炭相伍共奏凉血止血之功；制首乌、白芍、白术补气养血，以缓和因紫斑失血之不足。

【例二】吴某，男，6 岁。1979 年 8 月 17 日初诊。

患儿四肢皮肤出现红色出血点，病程已月余，双下肢瘀点多于躯体其他部位，压之不褪色，皮肤瘙痒，伴有腹痛及两膝关节酸痛，且8天前有过发热。舌红，苔薄黄，脉浮数。实验室检查：血小板 $80 \times 10^9/L$。治以疏风清热、止血养血。处方：桑叶9g，蝉蜕3g，牛蒡子6g，当归、桑寄生、小蓟炭、白芍、乌梅炭各9g，川芎5g，5剂。

8月23日复诊：服药后腹痛及关节痛均好转，双下肢紫癜仅有少量新生。再以原方去乌梅炭，加茜草炭9g，共进药15剂后，患儿全身疹点消失，病获痊愈。

[**按**] 陈老指出，过敏性紫癜是风热之邪与气血相搏结，脉络受损，血溢于脉外所致，临床除皮肤出现紫癜外，常伴有腹痛、关节痛、血尿等症状。方中桑叶、蝉蜕、牛蒡子疏风清热，小蓟炭和血止血，当归、白芍滋阴养血，乌梅炭治腹痛而止血。

【例三】喻某，女，7岁。1982年11月18日初诊。

患儿于吐泻之后，四肢出现紫癜已一周，下肢多于上肢，腹部有大小不等的红色瘀斑，压之不褪色，瘙痒，腹痛难忍，口唇干红，纳食尚可，二便如常。苔黄厚，舌红，脉浮数。实验室检查：血小板 $257 \times 10^9/L$，血红蛋白 11.58g/L，出凝血时间为30秒。治以祛风清热、止血养血。

处方：炒防风5g，蝉蜕4g，生地黄9g，牡丹皮6g，首乌、白芍各9g，乌梅炭10g，小蓟炭、阿胶珠各9g，5剂。

复诊：服用上方5剂，紫癜基本消失。转拟健脾益气养血之剂，以调理善后。

处方：明党参9g，黄芪12g，白术、山药、当归各9g，白芍6g，熟地黄、首乌各9g，陈皮5g。

药尽5剂而安。

[按] 陈老对本例之治，首用祛风止血之剂，获效后续以健脾益气养血之味调理而愈。

体会：

陈老治疗小儿过敏性紫癜，药分数路：凉血常用生地黄、白茅根、荷叶炭、茜草炭、牡丹皮；祛风常用防风、荆芥、蝉蜕、牛蒡子；利湿常用赤苓、薏苡仁、桑寄生、通草、牛膝；腹痛常用木香、白芍、乌梅；补血常用当归、首乌、白芍、阿胶、大枣、龙眼肉。陈老认为过敏性紫癜与血小板减少性紫癜必须加以鉴别。前者多由风热郁于肌肤引起，治疗以疏风清热、凉血止血为主；后者多属脾虚不能统血，治疗以健脾摄血为先。二者不得混同。

十一、曹向平教授治疗过敏性紫癜的临床经验

南通医学院附属医院（226001） 殷晓明

[提要] 曹向平教授从事医疗实践 50 余年，临床经验丰富。本文展示其自拟"消风宁络饮"用治过敏性紫癜的疗效和机理；明确提出过敏性紫癜当从"肌衄"论治。

过敏性紫癜是临床常见的一种微血管变态反应性疾病。以皮肤瘀点、瘀斑和黏膜出血为特征，常伴有腹痛、便血、关节肿痛或肾脏病变等，以儿童居多，属中医"肌衄"的范畴。迄今国内外尚无特效疗法。导师曹向平教授集临床工作五十余年的经验，精思熟虑，对本病的中医药治疗进行了卓有成效的探索，并自拟"消风宁络饮"，经长期临床验证，疗效明显。兹介绍如下。

一、验方简介

组成：炒防风 10g，炙黄芪 15g，炒赤芍 10g，大生地黄 15g，炒牡丹皮 10g，牛角腮、生槐花各 15g，炙甘草 5g，大枣 10 枚。

功效：消风凉血，散瘀宁络，调和营卫。

主治：肌衄（过敏性紫癜）

加减：伴明显腹痛者，去牡丹皮、赤芍，加白芍 15g，木香 10g；下肢浮肿者，加黑大豆 15g，泽兰叶 10g；尿血者，加地肤子 10g，茜根、大蓟、小蓟各 15g。

二、立方主旨

1. 凉散并举，不离消风透热

曹老认为，血证发斑虽有寒热虚实之不同，然本病多骤然起病，病前常有恶风发热史，故属风燥之邪外犯者十居八九。《临证指南医案》指出：血证"若夫外因起见，阳邪为多，盖犯是症者，阴分先虚，易受风热燥火也"。小儿为纯阳之体，外邪入内，更易化燥化火。燥热外犯，深入营分，损伤血络，迫血妄行。"阳络伤则血外溢"，发为瘀点、瘀斑；"阴络伤则内溢"，发为尿血、便血；热盛伤络，血脉凝滞，则突发腹痛、关节肿痛等症。曹老主张，治疗本病在凉血止血之同时，应消风散热。凉血以求宁络，络宁则血循经脉而血止斑退。然燥火不去则血热难平，故凉血必须消风，祛风即是散热，犹屋中燠热而开敞户牖，所谓透解邪气，为邪热开通外出之通道。

"散"的另一含义是活血化瘀。缪仲淳《先醒斋医学广笔记》治血要诀指出："宜行血不宜止血，血不行经络者，气逆上壅也，行血则血行经络，不止自止。"曹老认为本病由风火血热所致，凉遏不可太过，以防血凝脉道，出血难止，故尤当重视凉散并举，活血有助散火，散瘀即理顺脉道。血溢脉外者，活血化瘀可促进瘀血消散，脉道康复，与宁络止血有相辅相成之功效。所选药物当以凉血兼活血散瘀者最佳。还应顾及药性温凉之平衡，以免矫枉过正。曹老还指出，气行则血行，不可忽视补气药的推动作用。

2. 和营护卫，力求固守根本

《平治荟萃·血属阴难成易亏论》指出："阴气一乎伤，所变之证，妄行于上则吐衄，衰涸于外则虚劳，妄通于下则便红。"大凡血证，营血亏虚是不可忽视的重要因素。血热妄行者，营亏血伤尤为明显，阴伤则内热，血热更耗阴血。营亏血耗，脉道失养，内火喧嚣，迫血妄行，而且营阴亏虚也是造成外邪内犯的客观原因之一。本病实属营阴先虚，风燥外犯所致，故曹老认为，和营养阴，固护根本亦是本病的重要治则，养阴抑内热，和营养血脉，根基得固则血热得宁，营阴内守，邪不外犯。养阴不远甘凉，和营不离甘温，甘主固守，温凉相济，既可柔养血脉，又不致助热为虐。生地黄、芍药、炙甘草、大枣为首选药物。

风燥外犯的另一重要原因是卫气不固。卫气以营阴为本，循行于体表，营在脉中，主内守属阴，卫在脉外，主外卫而属阳，两者之协调维持腠理开合及抵御外邪。曹老指出：和营的同时必须固护卫气，卫气得固，既可遏制病情发展，又能扶助正气，拒邪于体外，从而加强凉血消风止血之功效。从某种意义上说，和营护卫有类似现代医学抗过敏之功效。

三、方药分析

本方目的为消风凉血，散瘀宁络并举，辅以调整营卫。方中防风为祛风之要药，可祛头面及全身之风邪；生槐花功能凉血，祛血中之风热，两药相伍共奏消风宁络之功。赤芍为清热凉血之佳品，牡丹皮功专散瘀，生地黄滋阴清热，凉血止血；

牛角腮为黄牛或水牛角中的骨质角髓，味苦性温，为止血祛瘀之品，疗血证之要药，上药合伍而成凉血散瘀之功。黄芪、炙甘草、大枣合生地黄和营养阴益气，黄芪更有补气以加强活血散瘀，托里排毒之功效；芪、草、枣味甘性温，和营之同时能制约凉血药之寒遏；黄芪、防风有玉屏风散之意，主固护卫气，扶正固本。综观全方，药味虽少，然配伍精当，选药精炼，内外结合，寒温并用，甚合曹老"病证结合，辨证为主；调整整体，修复局部；分清缓急，权衡功补；识其质变，进退防误"的一贯学术主张。

四、典型病例

【例1】左某，女，5岁。1986年4月20日初诊。

2年前"感冒"发热后，出现双下肢散在瘀点、瘀斑，呈对称分布，由针状出血点至指甲盖大不等。嗣后反复发作，常伴有明显腹痛，确诊为过敏性紫癜，曾服苯海拉明及中药等治疗无效。

患儿精神略萎，主诉皮肤出现瘀斑已1周，伴持续性轻度腹痛，双下肢腘窝周围及小腿有对称出现的散在出血斑点，色紫黑，不高出皮肤，无瘙痒，压之不退。脉弦，舌质红，苔薄白。骨髓象正常，毛细血管脆性试验阳性，大便潜血试验弱阳性。证属血热内盛，发为肌衄。以"消风宁络饮"原方，白芍易赤芍15g，连续服药26剂。斑点消退，腹痛亦止，实验室检查指标亦正常，追访迄今未发。

【例2】汪某，女，6岁。1989年6月3日初诊。

1985年春偶见臀部紫斑，消退数周后又起，并见下肢其他部位瘀点、瘀斑，反复发作，经年不愈。1987年1月因合并肾脏损害住本院内科治疗，确诊为过敏性紫癜，使用异丙嗪、泼尼松等半年，病情未见明显好转，遂转中医科治疗。

患儿一般情况尚可，形体颇丰，面部潮红，两侧臀部及下肢见散在瘀斑、瘀点，大小不等，下肢轻度浮肿，尿黄赤，大便正常。血常规未见异常。尿常规：红细胞（＋＋）、蛋白（＋）。证属血热发斑，营阴不和，以"消风宁络饮"原方加紫草 10g，茜根、地肤子各 15g。服药半月后瘀斑、瘀点减少，浮肿消退，尿常规已正常。续用原方前后治疗 3 个月，诸症均消，追访迄今，未见复发。

十二、自拟消斑汤治疗过敏性紫癜

夏邑县中医院杨广连

笔者自 1970 年以来，用"自拟消斑汤"治疗过敏性紫癜 32 例，疗效满意，现将有关资料记录介绍如下：

一、一般资料

32 例中，男性 19 人，女性 13 人；年龄最大 32 岁，最小 13 岁，其中 13～20 岁 18 人，20～30 岁 9 人，30 岁以上 5 人。

二、药物组成及用法

生地黄 15g，赤白芍各 10g，紫草 10g，连翘 10g，紫花地丁 15g，金银花 15g，黄芩 10g，仙鹤草 10g，槐花 15g，牡丹皮 10g，白茅根 30g，甘草 10g，每日 1 剂，分 2 次服。加减法：热重斑色紫赤者，加水牛角 6～10g 先煎，腹痛甚者，加延胡索 10g，关节痛者，加淫羊藿 10g，忍冬藤 15g。

三、治疗效果

32 例中，痊愈 24 例，好转 6 例，无效 2 例。

四、典型病例

裴某，女，13 岁，1983 年 3 月 31 日来诊。

其父代诉，半月前发热，全身不适，双下肢出现红点，在县医院治疗，经用抗生素、激素治疗，症状时轻时重，红点仍未消失，特邀余诊治。患者精神尚可，营养中等，发热，双下肢呈对称性深红色斑点，略突出皮肤，时有腹痛，纳可，舌质红，苔黄，脉数。实验室检查：血小板 160×10^9/L，出血时间和凝血时间均正常。辨证：热毒侵入肌肤，迫血妄行，血不循经，溢于脉外。方药：生地黄 15g，赤白芍各 10g，连翘 10g，金银花 15g，紫花地丁 15g，黄芩 10g，仙鹤草 10g，紫草 10g，牡丹皮 10g，白茅根 30g，甘草 10g，水煎服。服上方 3 剂，斑色变浅，发热减轻，效不更方，再进 3 剂，脉静身凉，斑点消失，以养阴清余热法，善其后而告痊愈。

五、体会

过敏性紫癜属于祖国医学"肌衄""发斑"的范畴。本病多由外邪入侵，酿成热毒，迫血妄行，血不循径，溢渗脉外，见于肌肤，以实证、热证、瘀证多见。方中重用生地黄以清热凉血；赤白芍和营泻肝热，赤芍又有凉血散瘀之功；牡丹皮泻血中伏火，凉血散瘀；紫草、连翘、紫花地丁、黄芩、甘草清热凉血解毒；白茅根、仙鹤草清热滋阴止血。诸药配合共奏清热解毒，凉血止血之功，用药中的，故效果满意。

十三、过敏性紫癜的证治体会

湖北省荆州地区人民医院　郭辉雄

过敏性紫癜是一种常见的变态反应性出血疾病，以儿童为多见。祖国医学中属"血证""发斑"范畴，类似"肌衄""葡萄疫"。笔者在临床实践中，初步认识了过敏性紫癜的证治规律，现聊陈管见，以冀就正于同道。

一、风热搏结消风清热为要

小儿"脏腑薄，藩篱疏"，肺主皮毛而娇柔，易为外邪所伤，尤以风热外袭为多见。风为阳邪，易与热合，风火相煽，搏结血络，络脉受损，血溢肌肤而为紫癜；风性游走，搏击血络而肌肤瘙痒；风热上壅，损伤阳络而鼻衄；舌质微红，苔薄黄，脉象浮数，为风热外袭之佐证。此证以单纯皮肤型为多见。

治宜疏风清热，佐以凉血，方用自拟银翘导赤汤（金银花、连翘、桑叶、荆芥、薄荷、蝉蜕、牡丹皮、生地黄、木通、甘草、竹叶）。鼻衄者，加白茅根、炒栀子、竹茹；紫癜多者，加紫草、赤芍。

典型病例：

浦某，男，8岁。1978年8月15日就诊。

发病3日，始起微发热、咽痛。翌日四肢见散在大小不等之瘀点、紫斑，上肢偏多，有瘙痒感，小便短黄，舌苔薄黄，脉浮数。查血小板：$120 \times 10^9 / \text{L}$。此系外感风热，燔灼血络，血溢肌肤而为患。治以疏风清热，方用银翘导赤汤加大青叶、桔梗。服药 6 剂，发热已，瘙痒止，但紫斑尚未消退，继守前方去桔梗、荆芥、薄荷，加紫草凉血活血，守方化裁 15 剂，紫癜消失，诸症告愈。迄今未复发。

二、湿热蕴结寓活血于清热化湿

小儿脾常不足，饮食不知自节，恣食过度，水谷精微化湿为滞，积滞为蕴，郁而化热；或坐卧湿地，外感湿邪，湿蕴化热，湿热交阻，灼伤脉络，血失常道。溢于肌肤而为紫癜；湿性下注，流聚关节，湿热蕴结，络脉受阻，不通则痛；热盛则肿，致四肢关节肿痛，而尤以膝、踝关节明显。血溢脉外，离经之血是为瘀，瘀血与湿热互结亦为关节肿痛之因。亦有湿热郁阻中焦，气机不畅，阴络受损而腹痛、便血者。可见小便短黄，口干不欲饮，舌红苔黄腻等湿热内蕴之候。本证关节型为多见，亦可见混合型、腹型。

治以清热化湿，佐以活血化瘀，方用加味四妙汤（苍术、黄柏、薏苡仁、牛膝、赤芍、牡丹皮、丹参、连翘、土茯苓、甘草）。腹痛、便血者，加白芍、枳壳、蒲黄炭、地榆炭；上肢关节肿痛者，加防风、桑枝；下肢关节肿痛加秦艽、防己；关节肿痛甚者，加制乳没、桃仁、红花、当归；皮肤瘙痒者，加地肤子、蝉蜕；湿重者，加藿香、佩兰、滑石；泛恶者，加枳壳、陈皮、竹茹。

典型病例：

李某，男，10 岁。1980 年 8 月就诊。

患者关节肿痛，皮肤紫癜 10 天，曾诊为风湿病，用中西药物治疗罔效。视其四肢伸侧散在紫色瘀斑，大小不一，腿胫居多，呈对称分布。膝、踝关节疼痛，踝部肿痛为著。小便短赤，口干苦，舌苔黄腻，脉数。查血小板 140×10^9/L；尿常规：蛋白（−），红细胞（＋）；抗"O"、血沉属正常范围。

此乃湿热互结，搏于血分，血溢络阻使然。治以清化湿热、凉血活血。方用加味四妙汤去土茯苓，加秦艽、木通、紫草、白茅根。

服上方6剂，关节肿痛减轻，下肢尚有新的紫点出现，黄腻苔渐化。宗上方去苍术、术通，加茜根、红花。服药6剂，紫癜渐消，但踝关节仍微肿，查尿红细胞（－）。守方化裁，调治经旬，诸症获瘳。

三、热盛迫血亟宜清热解毒凉血

感受温热之邪，火热炽盛，燔灼血络，迫血妄行；或伏热内蕴，化火动血，致血溢脉外。故起病急骤，皮肤紫癜较多，融合成片。火性炎上，阳络受损，故鼻衄量多而色鲜；火热下迫，损伤阴络而尿血、便血；热盛伤津则口渴引饮；热扰于心则心烦；心火上炎而舌见瘀点。亦有热瘀互结，气逆血乱而腹痛者。舌质红，苔黄燥，脉洪数，实为火热炽盛之象。正如张景岳所说："动者多因于火，火盛则迫血妄行。"此证急重，亟当清热泻火、解毒凉血为治。方用犀角地黄汤加味（水牛角、生地黄、牡丹皮、赤芍、紫草、知母、生石膏、金银花、连翘、丹参、大黄、甘草）。

典型病例：

刘某，14岁，学生。1978年10月25日邀余会诊。

患者因皮肤紫癜、鼻衄3天入院，诊断为过敏性紫癜，经用激素治疗1周，鼻衄止，但皮肤紫癜此起彼消，新的瘀斑融合成片，且出现剧烈腹痛、便血。小便短赤，口渴喜饮，舌红苔黄，脉数有力。审此乃热盛迫血，热瘀互结，络损血溢之故。宜清热解毒、凉血活血。处方：水牛角、生地黄、牡丹皮、赤白芍、丹参、甘草、炒枳壳、连翘、知母、地榆炭、大黄。服药3剂，腹痛减轻，诸症未已。继进3剂，腹痛定，便血止，遂去大黄、枳壳、地榆炭。见其皮肤瘀斑未消，舌红少津，乃加玄参、石斛、紫草养阴凉血。宗方增损，调理月余而愈。

四、阴虚火动务须滋阴以配阳

小儿先天禀赋不足，肾阴亏虚，水亏则火旺；或反复出血，血溢阴伤，阴虚则火动，内扰血分，血不循经，外溢肌肤而为紫癜；齿为骨之余，"肾虚火旺，齿豁血渗"，故多见齿衄；肾虚相火内扰，下迫膀胱而尿血；头晕耳鸣，盗汗，五心烦热，舌红，脉细数，皆阴虚内热之候。

治宜滋阴配阳、清火凉血。方用二至丸合知柏地黄汤加减（女贞子、旱莲草、生地黄、知母、黄柏、牡丹皮、山药、桑葚子、阿胶、甘草、茜草、小蓟）。鼻衄、齿衄可加玄参、龟板、仙鹤草，或用1%明矾水，或五倍子、地骨皮各30g煎汤含漱。亦可用云南白药填塞于渗血处。

典型病例：

肖某，男，8岁。

患儿皮肤紫癜、血尿月余。诊断为紫癜性肾炎。曾用抗生素、激素治疗，其效不显，转求治于余。视其眼睑微肿，面颊浮红，下肢散在紫红色斑点，压之不褪色。口干，手心热，小便短赤，舌质红薄黄苔。查尿常规：蛋白（＋）、红细胞（＋＋）。审此系热邪灼伤肾阴，虚火内扰，迫血外溢。治宜滋肾养阴，清热宁血。处方：黄柏、知母、生地黄、牡丹皮、女贞子、茯苓、泽泻、茅根、小蓟、旱莲草、桑葚子、地骨皮、竹叶。守上方化裁2个月余，尿蛋白、血尿消失，诸症霍然。凡治肾炎，要善于守方，不能操之过急，否则取效则难。

五、气虚不摄理当补气以摄血

脾为后天之本，行统血之权。小儿后天失调，伐伤脾胃，脾气虚弱，摄血无权；或因紫癜反复发作，出血量多，因气血相须，血去则气伤，气虚不能摄血，血不循经，外溢肌肤而为紫癜；上溢而为吐血、衄血；下溢而为便血、尿血。正如张景岳所说："损者多因于气，气伤则血无以存。"临床可见面色苍白，胃纳不馨，神疲乏力，舌质淡，脉弱无力等脾运失健，气血不充之象。

治宜培补脾土、益气摄血。方用圣愈汤合正元丹加减（炙黄芪、炙党参、当归、白芍、熟地黄、茯苓、白术、炙甘草、山药、黄精、大枣）。阴血亏虚者，可加阿胶、首乌。

典型病例：

刘某之女，年甫14岁，经人介绍来诊。

皮肤紫癜反复发作半年余，适值月经初潮，经量多，感头昏、腰酸膝软，精神疲惫，胃纳不佳，面色白，舌质淡，脉细弱。查血小板 110×10^9/L，血红蛋白 8g/L，红细胞 3.2×10^{12}/L，白细胞 4.2×10^9/L。此病程日久，脾肾亏虚，血失统摄。治以健脾滋肾、益气摄血。处方：炙黄芪、炙党参、炙甘草、茯苓、焦白术、熟地黄、山药、枣皮、黄精、旱莲草、阿胶、大枣。嘱其以上方10剂，加适量蜂蜜熬膏服用，连服3料。迄今已2年，未复发。

[按] 张景岳指出："凡治血证，必知其要，而血动之由，惟气与火耳，故察火者，察有火无火，察气者，察气虚气实。"本文中风热搏结、热盛迫血、湿热交阻三型皆属实证；阴虚火动、气虚不摄属虚证。一般来说，实热证居多，虚证少，亦有虚实夹杂、兼血瘀为患者。

实热宜清热泻火。挟风则透风于热外，挟湿则渗湿于热中，冀在孤立热势，热清血自宁。但应注意苦寒之品不可多用、久用，苦寒之品抑遏生气，伐伤脾胃，且能化燥伤阴，又有留瘀之弊。

虚热宜滋宜养。多用咸寒、甘寒至静之品，补阴以配阳，阴滋而火熄，火熄而血谧。气虚者多用甘温之品以益气，气壮则能摄血，而血无外溢之患。

但必须指出，凡离经之血皆可致瘀，瘀血阻络致血不归经，又为动血之因，故常用牡丹皮、赤芍、丹参、紫草等凉血活血之品。缪仲淳治血证要诀指出："宜行血不宜止血"，实寓深意。血活瘀化，新血归经，血循常道而血自止。活血化瘀亦为治血证之一大法门。

十四、阳虚出血的治疗体会

邓县中医院　万和义

阳虚出血是祖国医学失血证中不太常见的类型。此类患者，多因体质素弱，或起居不慎，劳倦内伤，损及脉络；或脾肾阳虚，中气不足，统摄无权，以致血不循经，而出现皮下瘀血斑点（皮下出血）。多数患者，大便色黑（大便潜血阳性）。其症多相当于现代医学所说的过敏性紫癜，但用抗组胺药，效果不明显，且易反复，若多次反复，不仅使患者受病痛之苦，甚则迁延时日，症转危重难复。此类患者，结合临床表现，余遵照阳虚出血治之，每收满意疗效。现就临床治疗体会，不揣浅陋，简单介绍如下。

临床症状：患者皮下之瘀血斑点，多见于下肢，或先见于下肢，或臀部，及胸背等处，分布不匀，大小不等，颜色浅红，或灰暗，患处不疼而微痒，多数患者，大便色黑（大便

151

潜血阳性），面色萎黄无华，神疲倦卧，肢冷畏寒，脘闷纳呆，头晕心悸，动则气短，腹疼便溏，舌淡苔薄白滑润，脉沉微细无力，经化验血小板计数正常。

辨证：由于脾肾阳虚，中阳不振，体弱气陷，统摄无权，荣卫不固，以致血离经脉，瘀积皮下而见瘀血斑点，血液离经，溢入肠胃，症见大便色黑，此即所谓"阳虚阴走"之证，"阳虚则外寒"，既不能温肌壮表，又不能温运血脉，故症见畏寒肢冷，神疲倦卧；皮下之斑点，凝瘀而难散，证属本虚，故虽血瘀滞，但患处不疼而微痒；因脾胃衰弱，故脘闷纳呆，气血生化之源不足，加之出血，以致心失血养，脉道不充，气失血载，面失血荣，故症见面色萎黄无华，头晕心悸，动则气短，脉沉微细无力等症；血虚不能充盈于舌，阳虚不能化气行水，故见舌淡苔薄白滑润等。

治疗：此类患者，选用附子理中汤、当归补血汤、桃花汤，三方合用，共奏温阳健脾，益气补血，固涩止血之功。

典型病例：

【例一】王某，男，32岁，邓县城郊公社王营生产队会计。

主诉：患者素体虚弱，由于饮食不节、烦劳过度而发病，始见下肢皮肤瘀血斑点多处散发，色淡红，不疼微痒，倦怠乏力，食欲不振，当地医生诊为：过敏性紫癜，遂用苯海拉明，维生素C，可的松，口服2天后，症状缓解，4天后复发较前重，仍继服上药，效果不显，并伴腹痛下利加重，大便色黑如酱，每昼夜数行，皮下瘀血斑点遍及胸背等处，遂用10%葡萄糖液注射加黄连素、仙鹤草素注射液静脉滴注，口服苯海拉明、维生素C、可的松片，一周后病情仍不减轻，始来我院门诊求服中药。症见面色萎黄无华，神疲倦卧，肢冷畏寒，头晕心悸，动则气短，腹痛下利，大便呈酱色，脘闷纳呆，皮下瘀血斑点遍及胸背，颜色灰暗不明，患处不疼而微痒，舌淡苔薄白滑润，脉沉细无力。诊为脾肾阳虚，脉络损伤之出血证，治宜温阳健脾、益气补血固涩。方以附子理中汤为主，佐以当归补血汤、桃花汤。处方：制附片 15g，焦白术 15g，潞党参 20g，干姜炭 9g，炙甘草 6g，赤石脂 30g，粳米 30g，当归 6g，黄芪 30g，3 剂。

二诊：大便一昼夜 2 行，色转黄微黑，皮下之瘀斑色淡红欲隐，其他症状均有好转，继用原方 3 剂。

三诊：饮食增加，脘闷腹疼基本消失，大便一昼夜 2 行，颜色已转正常，皮下瘀斑色浅淡发黄，但仍有虚烦心悸、头晕、动则气短，气血虚弱之象，此为阳气已复，出血已止，原方减附片，重用当归补血汤，服十余剂诸症痊愈。

【例二】鲁某，男，19 岁，学生，桑庄公社桑庄街人。

主诉：体质素弱，由于饮食不节，损伤脾胃，以致饮食不消，营养不良，开始症见下肢皮下有瘀血斑点色淡红，大小不等，大便色黑如酱，每昼夜数行，神疲倦怠，心悸，头晕，脘闷纳呆，曾服中西药效果不显，以后到外地诊治，确诊为过敏性紫癜，但多次服抗过敏药及止血养血药效果不显，因此来我院就诊。症见面色萎黄浮虚，精神疲惫，倦卧懒言，自汗盗汗，肢冷畏寒，腹痛，大便色黑如酱，脘闷纳差，下肢及胸背部存瘀血斑点，色灰暗无华，不疼微痒，舌淡苔白腻，脉沉细无力。诊为脾阳不振，气不统血证，治宜温中健脾、益气固涩止血。处方：制附片 15g，焦白术 15g，炙甘草 6g，潞党参 20g，赤石脂 30g，粳米 30g，当归 6g，黄芪 30g，干姜炭 9g。连服 10 剂诸症痊愈。

【例三】彭某，男，16 岁，城郊公社潭庙生产队人。

主诉：素体健康，体质一般，由于内伤饮食、外感风寒，遂发热恶寒，脘腹满闷，肠鸣嗳气，经当地诊所用解表和胃消导药后，邪去热退，但症转自汗盗汗，畏寒腹疼，纳差，便溏，色黑如酱，并见下肢及臀部皮下有瘀血斑点，色浅红，不疼微痒，经医生诊断为过敏性紫癜，用抗过敏药可暂缓解，停药即复发加重，数次反复，遂来我院门诊求服中药。根据以上症状诊为体弱气陷，荣卫不固之失血证，治宜健脾温中、益气固涩，方以附子理中汤、当归补血汤为主，佐以桃花汤。处方：制附片15g，焦白术15g，潞党参20g，炙甘草6g，干姜炭6g，赤石脂30g，粳米30g，当归6g，黄芪30g，连服十余剂痊愈。

体会：

此类患者属阳气虚衰之失血证，祖国历代医学都有详细的论述。失血的原因很多，但在临床常见的多属血热妄行、气不统血、瘀血阻络、金刃创伤。至于皮下瘀斑及大便下血由于其他原因引起的，但整体无阳气虚之症状，不属本证范畴。阳虚之出血证，在临床时则往往容易忽视。多年来我遵照前人之经验，结合个人的临床实践，体会到此证与脾阳不振的总机理有关，而脾阳不振多因脾气虚衰转化而成，故临床表现多见中气虚弱的症状。由于脾气虚衰，不能统摄血液，血不循经而出血；再者阳气虚不能温运血脉，血行不畅，瘀阻脉络，亦能导致出血证。

本证之失血，是临床所见阳虚证候中的主要症状之一，而非此病的根本所在，所以在施治的过程中，其出血现象，都是随着整体阳虚证候好转，而出血现象亦相应好转。

就祖国医学的脏腑关系看，脾居中焦，为后天之本，与心、肝、肾的关系甚为密切，故临床见证多相互影响，常为两脏以上症状同时出现，以上所举三例均属这种情况，因此在施治过程中，温阳健脾、益气补血、收涩固摄等方合用，疗效颇为满意，但在临床时，可根据其证候之主次情况，随症增减。如阳气虚衰的症状突出者，宜附子理中汤，温阳健脾为主，佐以益气固摄；如脾胃虚弱，便血量大者，宜桃花汤，温涩固脱为主，佐以附子理中汤、当归补血汤；如体弱表虚，荣卫不固，自汗偏重者，宜当归补血汤固表为主，佐以温中收涩止血。总之，三方随症灵活运用，用药务求刚柔相济，以达到补偏救弊之目的。仅选三例，病例写的不够完整，因其疗效尚好，今浮浅地介绍一下，错误难免，不妥之处，望同道指正。